암을 이기는
천연항암제

암을 이기는 천연항암제

1판 1쇄 발행 2023년 10월 30일
1판 3쇄 발행 2024년 7월 31일

지은이 장봉근
펴낸이 이기준
펴낸곳 리더북스
출판등록 2004년 10월 15일(제2004-000132호)
주소 경기도 고양시 덕양구 무원로 6번길 12(행신동, 대흥프라자빌딩) 815호
전화 031)971-2691
팩스 031)971-2692
이메일 leaderbooks@hanmail.net

ISBN 979-11-90616-99-7 03510

Anthocyanin-Fucoidan

암을 이기는 천연항암제

면역항암영양소 AFNC의 모든 것

저자 **장봉근** 의학박사·약사

Nano Complex

리더북스

추천의 글

현대의학의 눈부신 발전으로 첨단 기술을 활용한 다양한 치료가 늘어나고 있다. 하지만 각종 난치병과 만성질환 환자들의 수 또한 날이 갈수록 증가 추세다. 질병을 치료하기 위해 지출하는 막대한 의료비용은 환자들을 괴롭힌다. 손상된 혈관과 신경세포를 살리기 어려운 현대의학의 문제점을 잘 나타내주는 모습이다.

암은 다양한 이유로 발생한다. 스트레스와 저산소, 저체온, 산성 및 활성산소 등의 환경은 암 줄기세포 유전자가 발현되는 데 영향을 미친다. 흡연이나 방사능 등 독소 물질에 우리의 몸이 노출되면 만성 염증이 생기기도 한다. 이는 암을 발생시키는 주요인이다. 염증으로 인한 조직손상을 복구하려면 세포분열이 일어날 수밖에 없다. 세포분열의 횟수가 많아질수록 유전자 변이의 가능성 역시 커진다. 잠자던 암세포가 깨어 분열할 수 있기 때문이다. 활성산소는 몸 세포 안에 있는 미토콘드리아에서 에너지를 생성하거나 바이러스 등을 물리치는 과정에서 발생한다. 그러나 활성산소 같은 반응 산소종이 급격히 일어나면 세포 속 DNA를 손상해 세포의 노화가 가속화된다.

안토시아닌은 베리류에 많은 영양소로 '양'전자를 가지고 있다. 활성산소종에 효과적으로 수소를 전달해 중화하여 무력화하는 역할을 한다. 블랙초크베리로 불리는 아로니아는 안토시아닌 성분이 가장 많이 들어있는 베리다. 아로니아는 항암, 항염증, 항치매, 항당뇨, 항비만 및 전립선 비대증과 심혈관질환 개선에 효력이 있다.

후코이단은 해초 중에서도 다시마, 미역 등의 갈조류에만 있는 미끈미끈한 성분이다. 수용성 식이섬유로 세포와 혈관벽 사이의 접착을 촉진하는 셀렉틴 분자를 차단해 암, 염증세포가 과도하게 침투하는 것을 방지한다. 또한 항암, 항염증 외에 당뇨나 신장질환 완화에도 도움이 된다.

약사이며 약리학 의학박사인 장봉근 셀메드 세포교정의약학회 학술위원장이 새 책《암을 이기는 천연항암제: 면역항암영양소 AFNC의 모든 것》을 출간했다. 이 책은 항암 식물영양소 안토시아닌-후코이단 나노복합체(AFNC)의 제법, AFNC 및 아로니아추출물의 다양한 질병에 대한 효능 및 안정성의 연구와 논문의 요약이 담겨있다.

장봉근 박사는 AFNC가 활성산소 제거, 암세포 괴사 및 자살, 암 줄기세포 및 암전이 유전자 억제, NK세포와 사이토카인 활성, 항암 부작용 완화 및 암피로증후군 개선에 영향을 미치는 내용을 신빙성 있게 정리했다. 암 치료를 할 때 건강보조식품의 올바른 이해, 특히 치료 효과와 기전 규명 등에 도움이 될 것이다. 만성 난치병 특히 암 환자들 및 그들을 돌보는 의료인과 가족에게 큰 도움이 되기를 기대한다.

김의신(E. Edmund Kim, MD, MS) 교수
서울대학교 융합과학기술 대학원 및 의과대학
University of California, School of Medicine, at Irvine

서문

우리는 성인 3명 중 1명이 암에 걸리는 시대에 살고 있다. 국내에서도 매년 30만 명에 육박하는 암환자가 발생하고, 한 해에 약 10만 명이 암으로 사망하고 있다. 의학의 발전으로 암환자 생존율은 지난 수십 년 사이 꽤 높아졌다. 미국에서는 전이성 고형암에 걸린 성인의 5년 생존율이 지난 40년 동안 49%에서 68%로 증가했다. 한국에서도 암 생존자수가 2011년 113만 명을 기록해 처음으로 100만 명을 돌파했고, 2018년에는 그 두 배인 약 200만 명으로 급증했다.

일반적으로 질병에 걸리면 먼저 약물로 치료한 후 차도가 없으면 수술한다. 하지만 암환자는 이와 반대로 가장 먼저 수술을 고려하고 이후에 약물이나 방사선치료 등으로 암세포를 없애는 방법을 선택한다. 암이 광범위하게 퍼져 있거나 수술로 접근할 수 없는 부위에 생기는 경우 항암제로 암을 완치하는 것은 거의 불가능하다. 암의 조기 발견이 중요한 이유도 항암제가 근본적인 치료법이 아니므로, 하루라도 빨리 암을 발견하여 수술로 제거해야 완치 가능성을 높일 수 있기 때문이다.

항암제는 암 치료에서 기여도가 그리 크지 않다. 항암제보다는 암 조기진단 기술과 수술 치료, 생활습관 개선, 운동, 식이 등 다른 요인들의 기여도가 훨씬 높다. 고환암 등 일부 암에서는 5년 생존율 증가에 항암제가 끼친 영향이 최대 8.8~40%로 나타났지만, 이는 전체 암 환자의 10%만 해당되는 일부 암에 국한된다.

가장 흔한 폐암, 유방암, 전립선암 등을 포함한 상피 고형암에서는 항암제가 5년 생존율에 미치는 영향이 고작 2.5% 미만이었고, 생존 연장 기간도 평균 3개월에 불과했다. 최근에 출시된 신약이라고 해서 더 나은 것도 아니다. 미국식품의약국(FDA)이 2002~2014년 승인한 48개 항암 신약의 생명 연장 기간은 2.1개월, 유럽의약품청이 승인한 항암 신약의 생명 연장 기간은 고작 1.2개월이었다.

기존 항암제의 문제점과 한계를 해결하기 위해 천연물 소재 면역 항암물질인 안토시아닌-후코이단 나노복합체(AFNC, Anthocyanin Fucoidan Nano Complex)에 관한 책을 발간하게 되었다. AFNC는 기존 항암제가 일으키는 부작용이 없고, 암을 제거하는 NK세포와 T

세포를 동시에 강화한다. 그뿐만 아니라 대식세포에 작용해 TNF-alfa 등의 면역 물질을 분비하는 팔면육비(八面六臂)의 강력한 면역항암물질이다. 기존 항암요법제와의 병용요법제 또는 면역유지요법제로 활용한다면 암환자의 전체 수명을 크게 연장시킬 것이다.

미국의 주요 암병원에서도 항암 과정에서 기존 항암제와 더불어 십전대보탕을 처방하여 환자의 암 피로를 완화하는 데 도움을 받는다고 한다. 항암제의 대안으로서 천연물의 가능성과 면역력 강화를 위한 천연물 활용의 필요성을 인정한 것이다. 암과 난치병을 치유하는 데 천연물을 활용한 영양소의 중요성이 점차 높아질 것으로 기대된다.

Contents

Chapter 01 우리가 몰랐던 암에 관한 13가지 상식

Chapter 02

안토시아닌-후코이단 나노복합체, AFNC®

Chapter 03

체험 사례

Chapter 04

AFNC 관련 논문

Chapter 05 후코이단 관련 논문

Chapter 06

아로니아추출물 관련 논문

Chapter

01

우리가 몰랐던 암에 관한 13가지 상식

01

암은 성인의 세포가 태아 초기 상태로 역분화된 배아줄기세포다

암은 정상세포가 수많은 발암물질에 의해 역분화된 줄기세포로, 통제되지 않고 성장하면서 분화하는 비정상적인 조직을 의미한다. 발병 부위나 세포의 성질에 따라 수백 가지의 암이 밝혀졌다.

발암물질에 의해 정상적인 체세포가 성체줄기세포[1]로 변이(變異) 되면 분열성은 강하지만 전이력은 거의 없는 암이 되어 생명에 큰 위협을 주지 않는다. 그러나 발암물질과 저산소 환경에 동시 노출될 경우, 체세포 또는 성체줄기세포는 분화력이 매우 강한 배아줄기세포[2]

1 성체줄기세포는 출생 후부터 우리 몸의 여러 조직에 있는 세포로서, 골수세포는 혈구세포를 만들고 피부 줄기세포는 피부를 만드는 등 특정한 세포로만 분화되도록 운명이 정해져 있는 세포이다. 성체줄기세포의 주된 역할은 성체줄기세포가 존재하는 조직이나 기관의 세포를 유지하고 손상된 세포가 있으면 치료하는 것이다.

2 배아줄기세포는 인간 생명의 초기에 수정란에서 기원하는 세포다. 남성의 생식세포인 정자와 여성의 생식세포인 난자의 결합에 의한 수정으로 생겨난 수정란, 즉 배아에서 유래한다. 수정란에서 개체로 성장 발달할 때 약 2조 개의 다양한 종류의 세포로 발생할 수 있는 능력을 갖추고 있다. 그러므로 배아줄기세포는 전분화 능력이 있다고 말한다.

로 변이되어 타 조직으로의 전이성이 매우 강해진다. 이런 경우 2~3년 내 사망하는 치명적인 암이 된다.

보통 전이암의 경우 지름 1mm 정도 크기면 암세포가 100만 개나 들어있으며, 육안이나 컴퓨터로 진단되면 이미 전신에 전이를 마쳤다고 볼 수 있다. 암 검진에서 발견되는 지름 10mm(1cm) 정도의 암은 5~20년에 걸쳐 천천히 자란 순한 암이거나 이미 전신에 암이 퍼진 상태인 전이암 또는 말기암으로 볼 수 있다. 전이암이 아닌 순한 암인 경우 수술 또는 항암제로 완치가 가능하지만 재발을 막으려면 면역과 해독 그리고 혈류를 강화해야 한다.

02

암의 종류는 셀 수 없이 많고, 시시각각 모양새가 변한다

현재까지 밝혀진 암은 대략 500가지 정도 된다. 대표적인 암으로는 위암, 대장암, 간암, 담낭암, 담도암, 췌장암, 폐암, 유방암, 자궁경부암, 전립선암, 갑상샘암, 백혈병 등이 있다. 발생 부위에 따라 상피암(고형암), 혈액암, 육종암 등으로 분류된다. 또한 암의 분화도에 따라 순한 암과 사나운 암으로 나눌 수 있다. 순한 암은 전이성이 없는 약한 암이고, 사나운 암은 전이성이 있어 생명을 위협하는 치명적인 암이다. 하지만 순한 암도 혈전이나 스트레스로 혈류장애나 산화된 세포막이 원인이 되어 저산소 환경에 처하면 언제든지 사나운 암이 될 수 있다.

암세포도 주변 환경에 따라 암의 악성도[1]가 달라진다. 암이 발생

1 암의 악성도는 증식속도, 생김새, 발암유전자를 가지고 판단한다. 악성도가 클수록 예후가 나쁘며 수명이 단축된다. 암의 증식속도는 KI-67이라는 증식관련 단백질의 함량을 측정하여 판단하며, 암

하는 부위는 대부분 상피조직[2]이다. 상피조직에서 암이 발생하는 이유는 상피조직에 세균이 살기 때문이다. 백혈구의 일종인 과립구가 비정상적으로 증가하면 상피 세균을 공격한다. 이때 활성산소종인 일중항산소를 내뿜어 상피 세균을 제거하는 과정에서 정상세포가 손상되면서 암세포로 변이되는 것이다. 활성산소가 암의 가장 직접적인 원인이다.

걱정과 불안 등 스트레스를 받는 경우 인체는 스트레스를 위협적인 세균으로 인식하여 과립구[3]가 지나치게 많이 만들어진다. 이때 정상적인 세포가 파괴되면서 염증 또는 종양이 발생한다. 비정상적으로 과립구가 많아지면 암에 걸릴 수 있다. 그러나 염증이나 종양도 주변의 세포 환경을 바꾸면 언제든지 정상세포로 다시 회복된다. 이와 같이 세포는 시시각각 변한다.

의 생김새 즉 분화도는 전자현미경으로 판단하고, 돌연변이된 발암유전자는 암이 의심되는 생체조직을 직접 추출하여 유전자 검사를 통해서 결정한다.

2 세포의 층을 구성하는 막조직으로 우리 몸과 조직의 안과 밖을 덮고 있는 것을 상피조직이라고 하며 이를 구성하는 세포를 상피세포라고 한다. 암세포의 90%가 상피세포에서 발생한다.

3 과립구(Granulocytes)는 우리가 보통 백혈구(Leukocyte, WBC)라고 부르는 세포로 주로 혈액에 존재하며 세포질에 과립성 입자를 많이 가지고 있는 세포들이다. 다른 면역 세포들처럼 골수의 전구세포로부터 분화 성숙되어 만들어진다. 그리고 이 세포들은 주로 염증반응에서 항원이 있는 곳으로 유인되어 항원을 제거하는 염증반응의 작용 세포(Inflammatory cells)로 미생물이나 죽은 세포를 제거한다.

03

스트레스, 과로, 미세먼지, 식용유, 햄 등은 암을 유발하는 1급 발암물질이다

발암물질이란 인체의 유전적 손상을 유발하여 암의 발생 가능성을 높이는 모든 물질 또는 행위, 현상 등을 총칭하는 용어다. 발암물질은 미량이라도 접촉, 흡입할 경우 DNA를 손상시켜 암을 유발할 확률이 있다. 발암물질로 입은 세포의 피해는 영구적이며, 이 손상된 세포가 사멸되지 않고 면역계의 감시망을 벗어나게 되면 암으로 발전한다. 따라서 매우 적은 발암물질에 노출되더라도 그 물질은 암을 유발할 수 있다.

한방모델(One hit model)은 '단 한 개의 발암물질 분자라도 세포의 유전체에 발암성 돌연변이를 유발할 가능성을 가지고 있다'는 암 유발 모델이다. 암은 만성질환으로 알려졌지만, 면역이 저하된 상태에서 발암물질에 의해 얼마든지 급성으로 발전할 수 있다. 예를 들면,

몇 개월 전 암 검진 결과 '이상 없음'으로 나온 사람이 갑자기 말기암으로 진행된 경우를 흔하게 볼 수 있다. 암은 온몸에 전이되는 전신질환이자 저산소 환경에서 급격하게 말기암으로 진행될 수 있는 급성질환이기도 하다.

반면, 독성물질은 용량 의존적으로 충분하게 많이 노출될 때 독성이 나타난다. 이것이 발암물질과 독성물질의 차이점이다. 또한 발암물질의 강도는 세포 내 저산소 정도에 따라 달라진다. 즉, 세포 내 산소가 부족할수록 발암물질의 독성이 강해져 치명적인 진행성 암에 걸리게 된다. 이런 나쁜 암에 걸리지 않으려면 세포 내 저산소 상태를 만들지 않아야 한다.

스트레스는 강력한 발암물질이다. 강한 스트레스에 계속 노출될 경우 혈관이 수축되고 세포는 저산소 상태에 빠지게 되어 배아성 암, 즉 전이암으로 역분화된다. 암 예방을 위해 저산소 상태를 만들지 않는 것이 가장 중요하다. 필자가 상담한 암환자들 대부분은 1~2년 전 가까운 사람이 죽거나 이별하거나 사업 부도 등으로 스트레스를 크게 받았던 경우가 대부분이었다.

주목할 만한 식이성 발암물질로는 튀김류, 구운 고기, 식용유, 햄, 소시지, 커피 등이 있고, 공해, 연기 등의 미세먼지는 폐암의 주원인이며, 걱정, 불안, 초조, 분노 등의 스트레스는 혈류를 저하시켜 저산소증을 유발하는 가장 강력한 발암물질이다. 최근 학교급식을 요리하는 여성들의 30% 이상에서 폐암 가능성이 의심되는 검진 결과가 나와 적지 않은 충격을 주고 있다. 요리할 때 발생하는 연기는 벤조피렌[1], 아크릴아마이드[2], 과산화지질[3] 등이 주성분으로 고열에 의하여 탄수화물, 지방, 단백질이 변성되어 발생하는 1급 발암물질이다.

1 벤조피렌은 1급 발암물질로 다환방향족탄화수소의 일종이며 주로 300~600℃ 사이의 온도에서 화석연료 또는 식물 등의 유기물이 불완전 연소될 때 생성된다. 석유 찌꺼기, 콜타르, 담배 연기, 나무 태울 때의 연기, 자동차 매연에 들어 있고, 심지어는 로스팅된 커피콩이나 식용유에도 들어 있다. 일상적으로 먹는 고기나 생선을 구울 때도 벤조피렌이 발생한다.

2 아크릴아마이드는 2급 발암물질로 아미노산과 당이 일으키는 마이야르 반응 과정에서 생겨난다. 따라서 단백질에 비해 탄수화물 함유량이 높은 음식을 조리하는 과정에서 많이 생겨난다. 아크릴아마이드를 줄이려면 음식을 고온에서 장기간 조리하지 말고, 튀기거나 기름지게 조리하지 말아야 한다.

3 오메가3, 6, 9 지방산이 열과 산소에 의해서 산화된 지방산으로 세포를 파괴시키는 활성산소로 작용한다. 과산화지질은 염증과 암의 주범으로 알려져 있다. 거의 모든 동물에 오메가3 또는 6 지방산이 존재하며 식물 종자에는 오메가3, 6, 9가 존재하기 때문에 고온으로 가열할 경우 과산화지질이 된다.

04

과식은 암을 커지게 한다

촉암물질이란 암세포를 성장시키는 물질을 말한다. 필수영양소로 알려진 탄수화물, 지방, 단백질, 오메가6, 우유 등도 과다하게 섭취할 경우 암 발생을 돕거나 암 성장을 촉진시키는 촉암물질로 작용한다. 또한 인슐린, 에스트로겐, 염증, IGF-1[1] 등도 과다하게 분비될 경우 암을 성장시키는 촉암물질이 된다.

염증 환경 자체는 암을 성장시키지 않지만, 염증상태에서 유발하는 저산소증은 유력한 발암원으로 보고된다. 또한 우유에는 성장호르몬이 함유되어 암환자들이 조심해야 할 음식 중 하나이다. 영양소

1 소마토메딘 C(somatomedin C)라고도 불리는 인슐린 유사 성장인자 1(Insulin like growth factor 1, IGF-1)은 어린 시절의 성장기 발달에 세포증식의 촉진과 관련해서 중요한 역할을 하는 인슐린과 분자 구조가 유사한 호르몬이며 성인에게는 신진대사에 효과가 있다고 알려진 물질로 간에서 생성된다. 성인에게 이 호르몬이 과다할 경우 세포의 성장과 증식을 자극하여 암 발생 또는 암 성장을 촉진시킨다.

를 지나치게 많이 섭취할 경우 분열과 성장을 담당하는 효소나 호르몬이 과다하게 분비된다. 비정상적인 세포 분열과 세포 성장은 암을 촉발하거나 기존 암을 더 커지게 한다.

또한 걱정도 많아지면 혈관이 수축되고 활성산소가 증가하여 발암환경이 만들어진다. 음식이든 생각이든 뭐든지 지나치면 암이 된다는 것을 명심하자. 오메가3[2]는 오메가6의 촉암작용을 막는 항암물질로 작용한다. 특히 오메가6가 다량 함유된 옥수수기름과 돼지고기는 되도록 적게 섭취해야 한다.

2 오메가6 지방산은 주요한 생리활성 및 에너지원 물질 중 하나이지만 현대인들이 과도하게 이 영양소를 섭취하고 있다. 과다한 오메가6 지방산을 중화시켜 지방산의 균형을 잡는 것은 오메가3 지방산이다. 오메가6 지방산은 오메가3 지방산과 1:1의 비율에서 안정적인 유전적 패턴을 확립하고 진화했으며 2:1 또는 그 이하의 오메가6:오메가3의 식생활 및 섭취 지방산 비율이 신체에서 암, 심혈관질환, 뇌신경질환, 자가면역질환 등을 포함하는 만성질환들의 예방과 치료에 필수적이다.

05

염증 환경에서 암은 커지거나 혹은 작아질 수도 있다

우리 몸에서는 매일 100만 개의 암세포가 생성되며 인체는 면역세포를 즉시 동원하여 암세포를 제거한다. 그러나 스트레스나 독소가 축적되어 면역력이 약해진 상태에서는 암세포가 바로 제거되지 못하고 암이 자란다. 이 과정에서 면역력이 높아진 경우 암세포를 공격하면서 나타나는 반응이 발열, 통증, 홍반, 부종 등의 염증반응이다. 암환자가 감염 등에 의해서 고열을 앓고 난 후 암이 사라진 사례들을 적지 않게 볼 수 있다. 또한 세균 등의 미생물을 이용하여 고의 감염을 일으켜 암을 치료하는 면역요법도 외국 임상에서는 활용되고 있다. 그러나 면역과 혈류가 저하된 만성염증 상태에서 암은 IPS[1]로

1 IPS(Induced pluripotent stem cell)는 유도만능줄기세포이다. 체세포나 성체줄기세포에서 역분화된 배아줄기세포로, 거의 모든 세포로 분화될 수 있는 능력을 가진 줄기세포를 말한다. 인체 내에서 발생한 IPS 세포는 전이암의 성격을 가진 악성 암세포를 의미한다.

역분화되어 회복하기 어려운 암으로 악화하기 쉽다. IPS화된 암세포는 전이성이 매우 큰 배아성 암으로 단기간에 전신으로 암세포가 퍼질 수 있다. 고열을 동반한 급성염증은 암이 소실될 수 있는 절호의 기회가 될 수 있지만 저산소 상태의 만성염증은 순한 암을 사나운 암으로 만드는 원인이 될 수 있다.

06

세포 내 저산소 환경은 가장 악랄한 암세포를 만든다

세포 내 저산소증(Hypoxia, 하이폭시아)은 세포 내 산소공급률이 현저하게 저하된 상태를 말한다. 저산소증은 혈관이 막히는 혈전증과 혈관이 굳어지는 경화증 그리고 세포막이 산화되는 막의 산화에 의해서 발생한다. 저산소증으로 세포 내 산소공급률이 65% 미만으로 저하될 경우 세포가 죽거나 암세포로 변이된다. 이때 대부분의 세포는 죽지만, 암이 될 운명의 세포는 독성환경 및 저산소 환경에서 죽지 않고 역분화되어 사나운 암, 즉 전이암이 된다.

암에는 저산소 환경에서 발생하는 암과 산소가 충분한데도 발생하는 암 2가지가 있다. 일반적으로 산소가 충분한 경우 발암물질에 노출되어도 생명을 위협하지 않는 순한 암이 발생한다. 세포 내 저산소증의 해결은 암을 예방하거나 치료할 때 가장 중요한 문제다. 그래서 암에 걸리지 않으려면 건강한 세포막을 만드는 무산화 필수지방산을 복용해야 한다.

퍼펙트 스톰(Perfect storm)이란 위력이 크지 않은 태풍이 다른 자연현상과 동시에 발생하면서 엄청난 파괴력을 갖는 현상을 말한다. 암은 발암물질과 저산소 환경의 복합작용에 의한 퍼펙트 스톰으로 발생한다. 암의 발생도 마찬가지로 다양한 발암물질에 의한 유전자 변이와 저산소 환경이 퍼펙트 스톰이 되어 분화성과 전이성이 매우 강한 사나운 암세포를 만들어낸다. 퍼펙트 스톰을 막는 유일한 방법은 혈류장애를 유발하는 스트레스와 유전자 변이를 유발하는 발암물질로부터 매일매일 세포를 방어하는 것이다.

07

암유전자는 신호 없이 증식하는 변이된 세포증식 유전자다

암세포에서 증식 신호 없이도 스스로 세포증식을 유도하는 유전자를 종양유전자(Oncogene)라고 하며, 정상세포에서 이에 대응하는, 변이가 일어나지 않은 상태의 유전자를 전암유전자(Proto-oncogene)라고 한다. 즉, 종양유전자는 발암물질과 저산소증에 의한 전암유전자의 돌연변이 결과이며, 종양유전자의 단백질 산물을 종양단백질(Onco-proptein)[1]이라 한다.

전암유전자는 정상세포의 성장과 증식, 분화에 관여하는 유전자이며, 전암유전자의 단백질 산물은 정상세포의 증식 신호전달 과정에서 성장인자, 성장인자 수용체, 신호전달 단백질, 전사인자, 세포주기 조절인자 등의 역할을 한다. 인간 유전자 약 2만 5,000개 중 암

1 종양단백질은 종양유전자(암유전자)에 의해서 만들어지는 비정상적인 증식인자 또는 성장인자를 의미한다.

과 관련된 유전자는 400개, 암유전자는 51개 그리고 암억제유전자(TSG, Tumor Suppressing Gene)[2]는 24개로 확인되었다.

다 자란 성인의 경우 성장 단백질이 적게 만들어져야 암에 걸리지 않는다. 만일 음식이나 스트레스 등으로 성장유전자가 과다하게 발현된다면 암에 걸릴 확률이 매우 높아진다. 왜소증 유전자를 가진 사람들이 암에 걸리지 않는 이유는 유전적으로 성장유전자가 거의 없기 때문이다.

2 암억제유전자란 암을 억제시키는 단백질을 만드는 유전자로 현재까지 24개 발견되었다. 암억제유전자가 변이된 경우 제기능을 상실하고 암을 억제시키지 못해 암이 발생하게 된다. P53이 대표적인 암억제유전자로 알려져 있다.

08

전이암은 크기에 상관없이 4기 암이다

림프절로 국소 전이[1]가 일어난 경우 보통 3기 암으로 진단하고, 타 장기에 원격 전이가 일어난 경우 4기 암으로 본다. 일반적으로 3기 암은 전이성이 약한 중간 정도의 암이며 4기 암은 전이성이 강한 사나운 암으로 예후가 좋지 못하다. 설령 전이암일지라도 면역력이 유지되는 상태에서 잠자는 전이암인 경우 장수하는 것을 주변에서 적지 않게 볼 수 있다. 1~2기 암은 전이성이 없는 순한 암이거나 아직 운명이 결정되지 않았거나 확인되지 않은 전이암으로 볼 수 있다. 즉, 1기라고 진단받아도 전이암인 경우 크기와 관계없이 이미 전신에 전이가 된 말기암 상태이므로 암의 병기[2] 구분은 큰 의미가 없다.

1 암 전이는 원발부위로부터 근처 조직으로 암세포가 이동하는 국소 전이와 암 발생 부위에서 가까운 림프절에 암세포가 움직이는 림프절 전이, 그리고 혈관을 타고 먼 조직까지 이동하는 원격 전이가 있다.

2 T병기, N병기, M병기 3가지로 구분된다. T병기에서 Tis(상피내암)는 암세포가 원발부위에만 국한

세포 내 산소공급률 65% 미만에서 배아성 줄기세포인 전이암이 발생한다. 암은 암 줄기세포로부터 시작된다. 암 줄기세포는 발암물질 노출과 저산소 환경에서 인간의 성체줄기세포나 체세포로부터 역분화되어 만들어진다. 암 줄기세포는 성체성과 배아성 2가지로 분류된다. 성체성 암 줄기세포는 전이성이 거의 없는 순한 암이며, 세포 내 산소공급률 65% 미만의 저산소 환경에서 유도되는 배아성 암 줄기세포는 전이성이 강한 사나운 암이다. 실제 암 조직에서는 두 가지 암 줄기세포가 섞여 있는 경우도 흔하게 있어 CT, MRI, 조직검사 등으로 어떤 암인지 판단하기가 쉽지 않다. 순한 암인지 사나운 암인지 암의 운명은 암세포 초기부터 이미 정해져 있는 경우가 대부분이다.

암 발생 초기부터 전이 능력이 있는 암을 전이암이라고 한다. 전이암은 수술이나 항암제로는 해결할 수 없다. 왜냐하면 배아성 암 줄기세포인 전이암은 항암제로 죽지 않을 뿐만 아니라 검진 불가한 0.1cm 크기에서 이미 온몸에 전이를 마쳤기 때문이다. 이때 전이암을 수술할 경우 이미 암씨앗이 뿌려진 타 조직에서 암이 온몸으로 급격하게 퍼지고 커지는 현상이 나타난다. 따라서 병원 검진에서 암이

된 것을 말한다. T1은 암이 점막에 침투하여, 암이 아주 작은 병기를 말한다. T2는 점막하층, T3는 근육층이나 장막까지 침범한 경우, T4는 인접한 장기를 침범한 경우를 의미한다. N병기는 림프절 병기로서 암이 침범한 림프절 개수로 구분한 것이다. N0는 림프절 침범이 없는 암, N3는 림프절 침범이 3개 있는 것을 의미한다. 원격 전이 병기는 M병기로 표현되며 암이 멀리 떨어진 장기에도 침범한 경우를 M1, 원격 전이가 없는 암을 M0로 표현한다. 보통 1~2기는 림프절 전이가 없는 T병기를 의미하며, 3기는 림프절 전이가 된 N병기, 4기는 원격 전이가 일어난 M병기를 의미한다.

검진된 경우 혹시 전이암일지도 모르기 때문에 암이 날뛰지 않도록 바로 수술을 서두르지 말고 신중하게 검토해야 한다. 수술이나 항암 치료로 암이 제거되었다면 전이암이 아닌 순한 암인 경우가 많다. 하지만 수술이나 항암 치료에 의해서 면역력이 약해지고 혈전이 대량 발생하면서 암이 재발하는 경우도 있다. 이때 재발하는 암은 대부분 전이암 즉 말기암이다.

09

암을 조기 발견해도 사망률이 줄지 않는 이유가 있다

국내 암환자의 5년 생존율[1]이 높은 이유는 국가 차원의 조기 검진 정책에 따른 암의 조기 발견 때문이다. 조기 검진으로 암을 일찍 발견하여 5년 생존율을 크게 증가시켰지만, 암의 사망률은 여전히 줄어들지 않고 있다. 이와 같은 결과는 현재 암 표준치료법이 암 사망률을 결정하는 전이암에는 효과가 거의 없다는 것을 말해주고 있다. 미국, 유럽 등 선진국의 경우 암 사망률을 감소시키는 데 효과가 없다고 확인된 암 조기 검진제를 도입하지 않거나 기존에 도입했던 조기 검진제를 폐지했다.

기존 항암 치료로는 전이암을 치료할 수 없다는 것은 분명하고 안

1 5년 생존율이란 암 이외의 원인으로 사망할 가능성을 보정해 추정한 5년 이상 생존할 확률로, 일반인구의 5년 기대 생존율 대비 암 발생자의 5년 관찰 생존율을 의미한다. 암 완치율로도 표현된다. 5년 생존율이 100%라고 해서 모든 암환자가 5년을 사는 것은 아니다. 실제로는 일반사망률을 제외하면 5년 생존율은 대부분 5년보다 훨씬 아래로 나타난다.

타까운 사실이다. 항암제와 방사선은 활동기에 있는 일반 암세포를 제어할 수 있지만 휴지기에 있는 암 줄기세포를 죽이지 못한다. 따라서 이를 활용해 초기 치료에 성공한다 해도 대부분 재발하게 된다. 또한 정상세포의 분열을 억제하기 때문에 면역기관을 포함한 전신에서 기능 저하가 나타난다. 전신 부작용이 적은 것으로 알려진 방사선 치료도 국소 치료과정에서 주변 혈관을 파괴하여 저산소증을 유발하는 것으로 알려져 있다. 저산소증은 순한 암(비전이암)을 사나운 암(전이암)으로 분화시키는 주범이다. 다빈도로 사용되는 항암제들도 혈전을 만들어 저산소증을 유발한다. 안타깝지만 큰 기대를 걸었던 면역항암제[2]들도 약 10~20% 정도의 암에 대해서만 효과를 보여 기존 항암제에 비해 큰 진전을 보이지 못하고 있다.

2 면역항암제는 암 자체를 공격하는 기존 항암제와는 달리 인공면역 단백질을 체내에 주입하여 면역체계를 자극함으로써 면역세포가 선택적으로 암세포만을 공격하도록 유도하는 치료약제다. 키트루다, 옵디보, 여보이, 티센트릭 등이 있다.

10

암환자의 수명은 암 피로의 개선 여부에 달려있다

미국암협회가 암 치료과정에서 가장 중요시하는 관리지표로서 '암 피로(CRF, Cancer Related Fatigues)'라는 것이 있다. 암 피로는 암의 진행 또는 항암 과정에서 나타나는 인체의 신체적 또는 정신적 이상 반응을 의미한다. '암 피로'는 '피곤함'과는 달리 잠을 자거나 휴식을 취하는 것만으로는 개선되지 않는다.[1] 암환자가 느끼는 눈 피로, 다리 피로, 전신 피곤, 어깨 강직, 무력감, 집중력 저하, 허약, 권태감, 졸림, 분노 증가, 신경질, 걱정, 조급증, 체중 감소, 식욕부진 등이 암 피로의 주요 증상이다.

암 피로의 원인으로는 암세포의 성장으로 인한 정상세포의 에너지 고갈, 화학요법 및 방사선요법에 의한 정상세포의 손상, 암세포

1 피곤은 잠이나 휴식으로 대부분 회복되지만, 피로는 잠이나 휴식으로 해결되지 않는다. 피로는 세포의 손상이나 독성물질의 축적으로 나타나기 때문에 적절한 치료와 해독을 병용해야 한다.

및 항암요법에서 발생하는 활성산소종 등이 있다. 암 피로가 심할수록 암 재발률과 암 사망률이 증가하기 때문에 표준항암치료[2] 외에 환자에게 맞는 적절한 항암 영양요법으로 암 피로를 줄이는 것이 암 치료과정에서 가장 중요한 점이다.

또한 암 피로가 개선되려면 영양요법 외에도 긍정적이며 낙천적인 생각이 병행되어야 한다. 긍정적이며 낙천적인 사고는 고통을 잊게 하는 엔도르핀[3]을 분비하고 암을 잡는 백혈구와 산소를 공급하는 힘을 가지고 있기 때문이다.

2 항암제, 방사선, 수술 3가지를 표준항암치료법이라고 한다. 항암제는 세포독성항암제, 표적항암제, 면역항암제 3가지로 분류된다. 예전에는 먼저 수술 후 2차로 항암제나 방사선을 시행했지만, 최근 선진국에서는 수술 없이 항암제나 방사선을 사용하는 경우가 많다.

3 엔도르핀은 내인성 모르핀이라는 뜻으로, 뇌와 뇌하수체에서 생성되는 '내생성 아편 유사물질'들을 일컫는 용어다. 이들은 중추신경계의 아편 유사 수용체에 작용하는 신경전달물질로서, 인간 뇌에서는 고통을 완화하는 작용을 한다.

11

저독성의 광범위한 다능 표적항암제를 개발하기 위해서 핼리팩스 프로젝트는 계속되어야 한다

핼리팩스 프로젝트(Halifax Project)는 2012년과 2015년 사이에 캐나다의 항구도시인 핼리팩스에서 개최된 저독성 항암제 개발 및 암 예방 프로젝트다. 한국을 포함한 31개국의 나라로부터 350명 이상의 암 연구자들과 의사들이 참가한 콘퍼런스에서 시작되었다. 부작용이 없는 것으로 검증된 항암 식물영양소와 항암제, 드럭 리포지셔닝(Drug repositioning)[1]된 기존 저독성 약물들을 활용하여 기존 단일표적항암제의 문제점을 개선하기 위한 암 치료법을 기획하기 위해서였다. 재발, 전이, 내성, 부작용 등을 낮출 수 있는 광범위한 분자 표적에 목적을 둔 진보된 암 치료 디자인의 개발에 초점을 두었다.

핼리팩스 프로젝트의 목적은 발암물질로부터 암을 예방하고 기존

1 기존 약물의 용도를 다른 용도로 바꾸는 것을 의미한다. 예를 들면, 당뇨약인 메트포르민을 암의 당대사를 억제하는 항암제로 용도를 바꾸는 것을 말한다.

항암 치료와 병용할 수 있는 저독성의 다중표적 식물영양소들을 적극 활용하여 암환자의 삶의 질을 높이고 생명을 연장하는 것이다. 핼리팩스 프로젝트에서 선정된 EGCG, 커큐민, 제니스테인, 레스베라트롤의 4가지 식물영양소들은 암 줄기세포의 다양한 표적들을 불활성화하여 암세포를 약화시킨다. 또한 당뇨약으로 잘 알려진 메트포르민이 저독성 항암제로 선정되었다. 이 약의 항암 기전은 암세포의 당대사를 억제하여 암을 굶겨 죽이는 작용이다.

12

기존 항암요법으로는 전이와 재발의 주원인인 암 줄기세포를 사멸할 수 없다

기존 항암요법과의 병용 또는 항암 식물영양소만의 단독요법으로 암 전이와 재발의 주원인인 암 줄기세포를 억제할 수 있다는 가능성이 수많은 연구실험과 임상사례에서 확인되었다.

특히 암 줄기세포를 사멸하는 식물영양소로 잘 알려진 C3G[1], 레스베라트롤[2], EGCG[3], 제니스테인[4], 퀘세틴, 헤스페리딘, 실리마린 등

1 C3G(Cyanidin-3-glucoside)는 주로 아로니아와 검은콩에 존재하며 암 예방과 암 줄기세포에 대한 항암 활성이 강력한 수용성 안토시아닌이다.

2 레스베라트롤(Resveratrol)은 주로 호장근과 포도에 존재하며 암 줄기세포에 대한 항암 활성이 강력한 수용성 폴리페놀이다.

3 EGCG(Epigallocatechin gallate)는 주로 녹차와 아로니아에 존재하며 암 줄기세포에 대한 항암 활성이 강력한 수용성 카테킨이다.

4 제니스테인(Genistein)은 주로 회화나무와 콩에 존재하며 암 줄기세포에 대한 항암 활성이 강력한 수용성 폴리페놀이다.

의 플라보노이드류와 커큐민[5], 카로틴 등의 카로티노이드류 그리고 후코이단, 베타글루칸, 라미나린, 알긴산, 안젤란 등의 다당류와 뉴클레오티드, 클로로필, 알파리놀렌산 등이 암 줄기세포 억제, 암 피로 개선, 재발 전이율 감소, 암 생존율 개선, 항암제 부작용 개선을 목적으로 기존의 항암 치료와 병용 가능한 검증된 식물영양소다. 특히 C3G, EGCG, 레스베라트롤, 제니스테인, 커큐민 등의 식물영양소들은 암 줄기세포의 주신호경로(Wnt, Hedgehog, Notch) 차단, EMT 억제, 후성유전자(DNMT, HDAC, HAT, mi-RNA) 차단, 염증환경(N-kB, IL-6, COX-2) 억제, 전이 억제, 자살 촉진, 괴사 촉진, 신생혈관 차단, 자가포식 촉진, 가역전환 등을 통해서 암 줄기세포의 성장, 분열, 분화, 사멸 등을 조절하는 다중표적 항암물질로 확인되었다. 기존 항암제와 항암 식물영양소의 병용을 통해 항암효과를 강화하고 독성을 약화시키며 내성을 감소시킬 수 있다.

1세대 항암제인 세포독성 항암제는 효과는 크지만 독성이 매우 강해서 정상세포들이 크게 손상되어 장기간 사용이 어렵다. 반면 표적 항암제는 효과가 작고 독성이 약하며 내성이 쉽게 생기는 단점이 있다. 최근 개발된 면역항암제의 경우 대부분 1개의 표적에만 작용하기 때문에 수십 개의 면역 회피 표적을 가진 암세포를 감당하기 어렵

5 커큐민(Curcumin)은 주로 강황에 존재하며 암 줄기세포에 대한 항암 활성이 강력한 지용성 폴리페놀이다.

다. C3G, EGCG, 커큐민, 레스베라트롤, 제니스테인, 클로로필, 살리신, 진제롤, 실리빈, 베타카로틴, ALA[6], MSM 등과의 병용으로 기존 항암제의 작용을 강화하고 독성을 경감시키며 내성을 줄일 수 있다. 그러나 일반 식물영양소의 경우 pH와 열, 금속, 이온 등에 매우 취약해 체내에서 쉽게 분해되어 지속적인 약효를 기대할 수 없다. 대표적인 항암 식물영양소로 알려진 C3G, 레스베라트롤, 제니스테인, EGCG, 커큐민 등의 파이토케미컬과 해조류 유래 다당체로 결합되어 안정성과 활성이 강화된 나노복합체는 소장과 혈액 그리고 조직에서 유의한 항암 농도를 유지하여 지속적인 효과를 발휘한다.

6 ALA(Alpha-linolenic acid)는 주로 치아씨드와 아마인에 존재하며 암 예방과 암 줄기세포에 대한 항암 활성이 강력한 오메가3 지방산이다.

13

암을 이겨낸 400명의 공통점은 기존 항암제가 아닌 자연 약을 선택했다는 것이다

암에 걸린 뒤 자연요법으로 암을 극복한 의사가 있다. 그는 이블린 오살레스 박사로, 후에 암을 이겨낸 사람들을 집중적으로 관찰하고 특징을 연구했다. 1987년부터 1990년까지 암을 이겨낸 400명의 공통점은 다음과 같다.

❶ 암을 이긴 사람들은 '누구는 살고 누구는 죽는다고 말할 수 있는 권위를 가진 사람'은 아무도 없다는 것과 '누가 언제 죽을 것이라고 시기를 말할 수 있는 사람' 또한 아무도 없다는 것을 모두 알고 있었다.

❷ 암을 이긴 사람들은 모두 강한 자기 이미지로 생활 태도를 바꾸었다.

❸ 모두 치료 결과에 희망과 신뢰의 기대감을 가지고 있었다.

❹ 모두 자신의 치유를 스스로 관리했다.

❺ 모두 자신들 스스로 치료에 관한 공부를 게을리하지 않았다.

❻ 모두 기존 암 치료법에 의존하지 않았으며 치료약을 거부했다.

❼ 모두 외부로부터 어떤 종류의 것이라도 건강에 부정적인 영향을 받지 않도록 자신을 방어했다.

❽ 모두 자연 의학으로 치유의 길을 택했다.

❾ 모두 스트레스를 피했고 자신에게 인내하는 법을 배웠다.

❿ 모두 어떤 형태든 운동했다.

⓫ 모두 자신의 파괴적인 생활습관을 버렸다.

⓬ 모두 질문하고 대답을 요구하는 까다로운 환자들이었다. 모두 자신을 위한 끈질긴 투사들이었다.

⓭ 모두 한 가지 약이나 치료법으로 나을 수 없다는 것을 알고 있었기에 생명을 강화할 수 있는 다른 요소들과 형태들을 융화, 흡수하는 길을 모색했다.

⓮ 모두 삶의 목적 같은 것을 학수고대하고 있었다.

⓯ 모두 혼자가 아니라는 것을 기억하면서 새로운 친구 관계를 맺었다.

⓰ 모두 내재적으로 고요함을 지키고 동시에 유머 감각을 늘려갔다.

⓱ 어떤 사람은 자연과 음악을, 또 어떤 사람은 식이 보조제 등을 치유의 일부로 이용했다. 그러나 공통점은 모두 대체의료만을 썼다는 것이다.

⑱ 모두 자신의 방법대로 영적 활동과 사랑을 통한 치유를 추구했다.

이블린 오살레스 박사는 말했다. "종양이 발견되었다고 곧바로 수술을 서두르지 말고, 6개월 정도는 공부도 하고 체계적인 영양요법으로 체력을 보강하고 난 후에 치료법을 결정해도 늦지 않다. 좋은 치료법과 인연이 되어야 후유증 없이 완치될 수 있기 때문에 이 6개월이 매우 중요하다."

1장 요약

암은 수많은 발암물질에 의해서 정상세포가 역분화된 줄기세포로 분화하는 비정상조직을 말한다. 암 줄기세포는 성체성과 배아성 두 가지로 분류되는데, 성체성 암 줄기세포는 분화성이 없어 전이성이 거의 없는 순한 암이고, 배아성 암 줄기세포는 전이성이 있는 사나운 암이다. 실제 암조직을 검사해보면, 두 가지 암 줄기세포가 섞여 있어 어떤 암인지 판단하기가 매우 어려운 경우가 많다.

발암물질은 아주 소량이더라도 세포 내 산소가 부족할수록 독성이 강해져 치명적인 사나운 암을 유발한다. 이러한 나쁜 암에 걸리지 않으려면 세포 내 저산소 상태를 만들지 않아야 하며, 암세포를 성장시키는 물질인 촉암물질 또한 피해야 한다.

암 검진 결과에서 '이상 없음'으로 나온 사람이 몇 달 후 갑자기 말기암으로 급격하게 진행되는 경우를 흔히 볼 수 있다. 암은 보통 만성질환으로 알려져 있지만, 면역력이 약화된 상태에서는 발암물질에 의한 저산소 환경으로 얼마든지 급성으로 발전할 수 있다.

최근 국내 암환자의 5년 생존율이 높은 이유는 국가의 암 조기 검진 정책에 따른 결과이다. 그러나 암으로 인한 사망률은 여전히 줄어들지 않고 있다. 그 이유는 암 조기 발견이 암 사망률을 결정하는 전이암에는 효과가 거의 없기 때문이다.

세포독성항암제, 표적항암제, 면역항암제 모두 부작용이 있다. 항암제와 방사선은 활동기에 있는 일반 암세포를 제어할 수 있지만 휴지기에 있는 암 줄기세포를 죽이지는 못해 초기 치료에 성공한다 해도 대부분 재발하게 된다. 또한 정상세포의 분열도 억제하여 전신에서 기능 저하가 나타난다. 다빈도로 사용되는 항암제가 혈전을 만들어 저산소증을 유발하고, 부작용이 적은 것으로 알려진 방사선치료도 주변 혈관을 파괴하여 저산소증을 유발하기도 한다.

헬리팩스 프로젝트(Halifax Project)는 2012년과 2015년 사이에 캐나다의 항구도시인 헬리팩스에서 개최된 암 예방 프로젝트로, 진보된 암 치료 개발에 초점을 두었다. 저독성의 다중 표적 식물영양소를 적극적으로 활용하여 암환자의 삶의 질과 생명을 연장하는 것이 목적이었다.

헬리팩스 프로젝트에서 선정된 EGCG, 커큐민, 제니스테인, 레스베라트롤의 4가지 식물영양소들은 암 줄기세포의 다양한 표적들을 불활성화하여 암세포를 약화시킨다. 특히 여러 식물영양소 중 생체이용률을 획기적으로 증가시킨 플라보노이드 혹은 카로티노이드와 다당류로 결합한 나노복합체 형태의 항암 식물영양소는 유의한 항암효과를 기대할 수 있다.

Chapter 02

안토시아닌-후코이단 나노복합체, AFNC®

01

AFNC 개요

AFNC(Anthocyanin-Fucoidan Nano Complex)는 야생 아로니아에서 추출한 양전하성 물질인 안토시아닌과 해조류에서 추출한 음전하성 물질인 후코이단을 배합한 나노복합체로, 면역 활성과 안정성을 획기적으로 증가시킨 면역항암 식물영양소다.

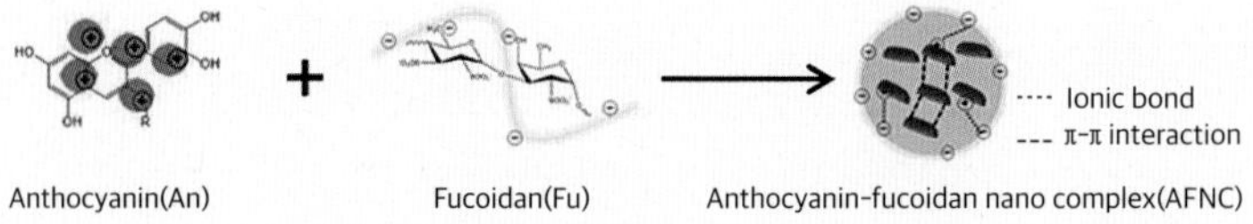

안토시아닌 구조식 + 후코이단 구조식 → 결합된 구조식

02

AFNC의 결합원리 및 특징

소금인 NaCl은 Na+ 이온과 Cl- 이온이 결합하여 존재한다. 물과 만나면 이온화되어 각자 독자적인 작용을 발휘한다. AFNC는 이러한 이온결합력을 이용하여 자연계에서 양이온으로 존재하는 안토시아닌과 음이온으로 존재하는 후코이단을 이온 및 파이 결합으로 안토시아닌이 소장과 혈액 등 체내에서 매우 안정적으로 지속적인 효과를 발휘하는 나노복합체로 개발되었다.

이 물질은 강력한 면역 활성을 보유한 활성형 후코이단을 활용하여 항암 활성이 강한 안토시아닌의 가장 큰 약점인 체내 안정성 및 활성을 강화한 것이 주목할 만한 장점이다.

03

AFNC 개발 배경

지난 50년간 항암 의학의 비약적인 발전에도 불구하고 환경오염과 발암물질에 의한 암환자는 급증하고 있으며 암 완치 판정 후에도 암 재발률은 줄어들지 않고 오히려 증가하고 있다. 가장 큰 원인은 기존의 항암 치료로 인한 면역력 저하, 세포 기능장애, 내성 문제 등과 항암제로 죽지 않는 암 줄기세포가 지목된다. 수술, 항암제, 방사선 등 항암 치료로 암은 줄어들지만 암 씨앗 즉 암 줄기세포는 죽지 않는 것이다. 전이성이 강력해 배아성이 강한 암 줄기세포로 유발되는 암은 이미 국소 질환이 아닌 전신 질환이고 급성으로 변하기 때문이다.

이러한 문제점을 해결하기 위해서 개발된 AFNC는 기존 식물영양소의 체내 안정성 및 활성을 크게 향상한 나노복합체다. 면역력을 강화하고 발암물질을 무력화시켜 암을 예방할 뿐만 아니라 기존 항암제와 충돌하지 않고 암 줄기세포의 세력을 약화하는 팔면육비(八面六臂)의 면역항암 식물영양소다.

04

AFNC의 주성분

1. ABF®(Aronia-Bioactive Factor)

야생 아로니아 열매에서 추출한 표준화된 아로니아추출물로 안토

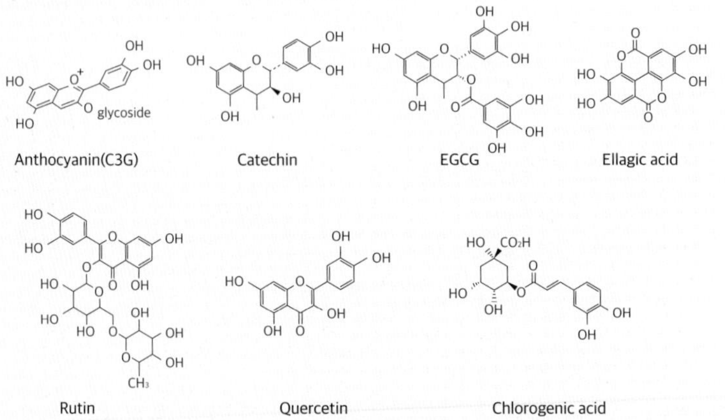

안토시아닌, 카테킨, EGCG, 엘라직산, 루틴, 퀘세틴, 클로로겐산 구조식

시아닌(C3G), 카테킨, 클로로겐산, 퀘세틴, 루틴 등을 함유하며 암의 예방과 재발 방지 목적으로 개발되었다. 주성분인 안토시아닌은 식물의 열매, 꽃, 줄기 등에 함유된 플라보노이드 성분으로 항산화, 해독, 면역 조절, 염증 조절 등에 강력한 효과를 보인다.

2. Fucoran®(후코란)

기존 후코이단의 면역 활성을 20배까지 증가시킨 표준화된 다시마추출물로 주성분인 후코이단과 라미나린, 알긴산 등을 함유하며 NK세포와 T세포 등 면역세포를 활성화시켜 암을 제거하기 위한 목적으로 개발되었다. 후코란의 주성분인 후코이단은 해조류에 함유된 다당류 성분으로 면역 강화, 면역 조절 등에 강력한 효과를 보인다.

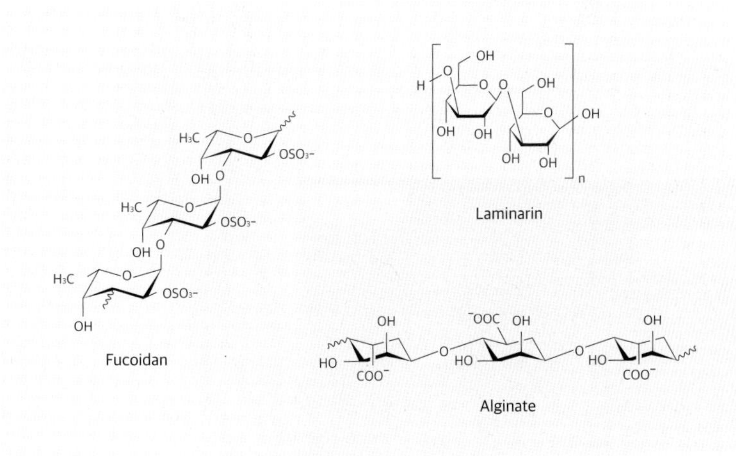

후코이단, 라미나린, 알긴산 구조식

05

AFNC의 작용기전

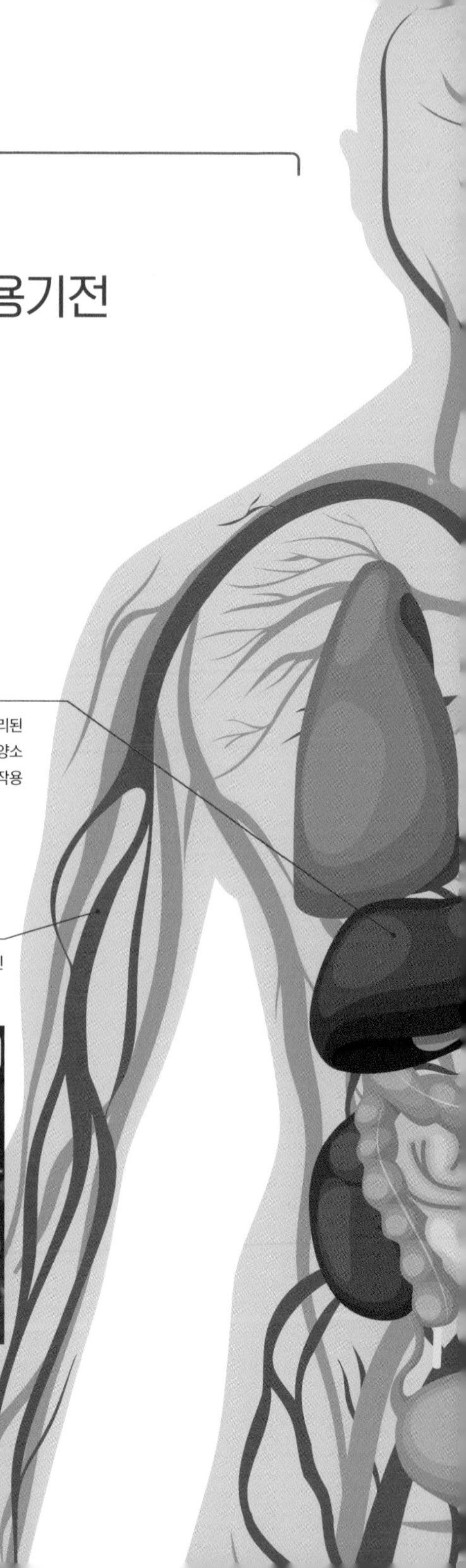

간(분리체)

소장 벽에서 흡수된 AFNC는 간 조직과 세포막 근처에서 분리된다. 분리된 후코란은 세포막에 붙어 면역계를 활성화함과 동시에 후코이단의 당 영양소인 후코즈는 영양소와 이물질을 구분하고 면역을 개시하는 당 사슬로 작용한다.

혈액(복합체)

소장 벽에서 흡수된 AFNC는 pH 7.4의 혈액에서 매우 안정적으로 전신 순환하며 염증, 노화, 종양 등 질병 조직으로 이동한다.

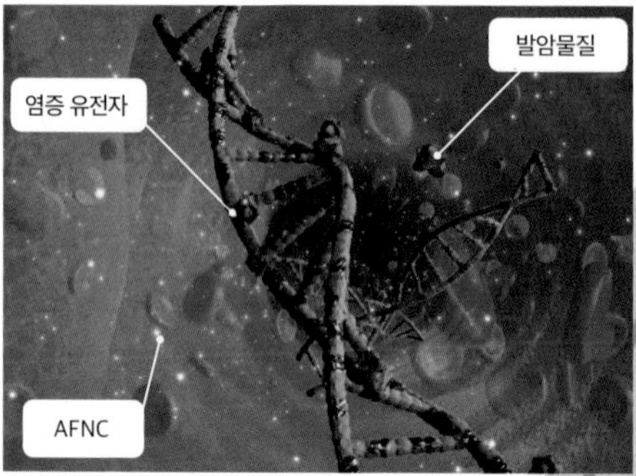

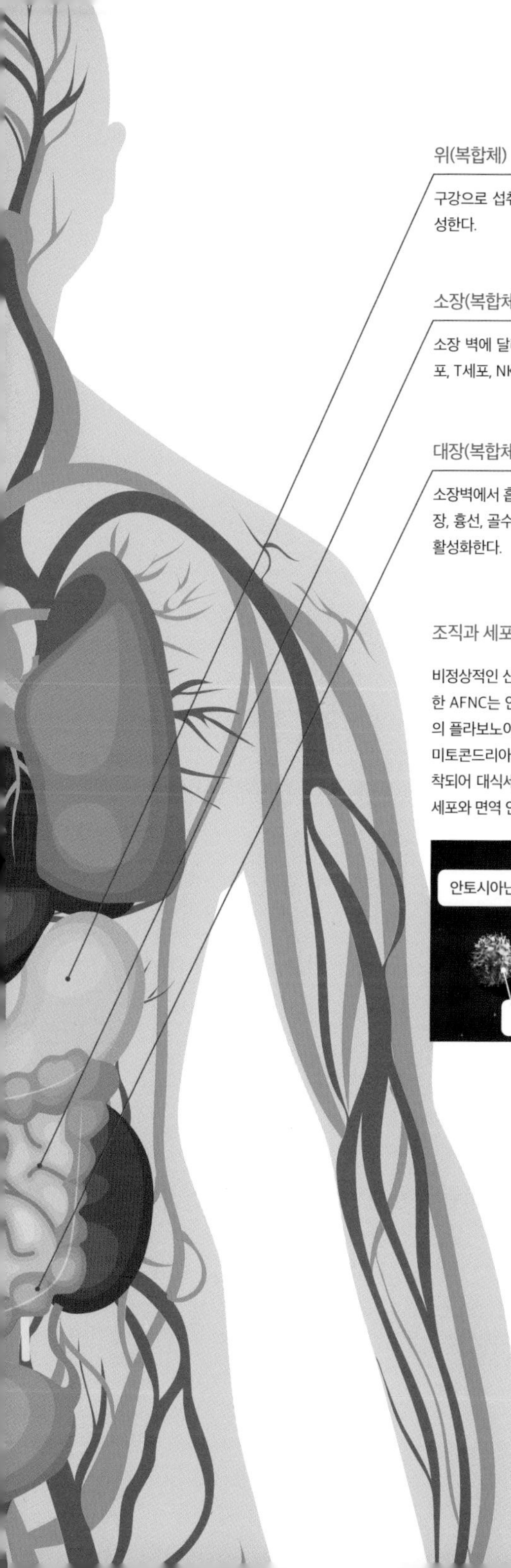

위(복합체)

구강으로 섭취한 AFNC는 pH 2인 위장에서 가장 완전한 나노복합체를 형성한다.

소장(복합체)

소장 벽에 달라붙은 AFNC는 소장, 흉선, 골수, 림프 등을 자극하여 대식세포, T세포, NK세포 등 면역세포를 활성화한다.

대장(복합체)

소장벽에서 흡수되지 않고 대장으로 내려간 AFNC는 대장 벽에 달라붙어 대장, 흉선, 골수, 림프 등을 자극하여 대식세포, T세포, NK세포 등 면역세포를 활성화한다.

조직과 세포(분리체)

비정상적인 산화환원전위를 보이는 염증, 노화, 종양 등 질병 조직으로 이동한 AFNC는 안토시아닌, 후코이단, 후코즈 등으로 분리된다. 안토시아닌 등의 플라보노이드는 세포 내로 유입되어 종양 및 염증 유전자의 발현 조절과 미토콘드리아의 안정성을 증가시킨다. 후코이단 등의 다당류는 세포막에 부착되어 대식세포, T세포, NK세포, 사이토카인 등 암 조직을 공격하는 면역세포와 면역 인자를 활성화한다.

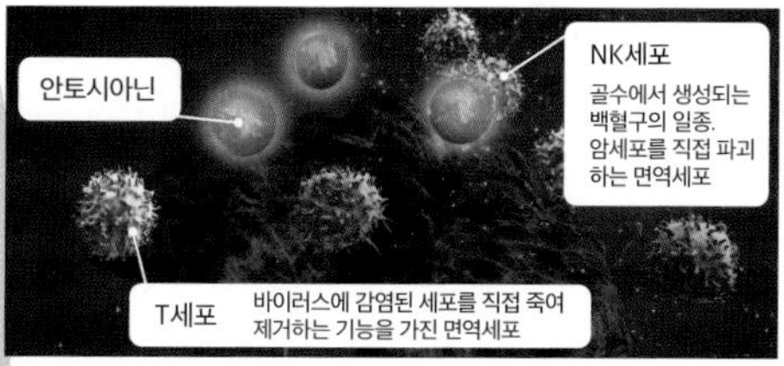

06

AFNC의 우수성

❶ SCI 국제학술지 〈International Journal of Pharmaceutics〉에 게재된 면역항암 특허 성분이다.

❷ 100nm 크기의 세포 내로 직접 흡수 가능한 안토시아닌-후코이단 나노복합체를 형성한다.

❸ 음전하성 다당류인 후코이단과의 결합으로 pH, 열, 금속, 화학성분에 대한 생체 내 안정성과 활성이 13.5배 증가된 안토시아닌을 형성한다.

❹ 가장 활성이 뛰어난 안토시아닌으로 알려진 C3G를 추출하여 나노복합체의 주성분으로 사용한다.

❺ 기존 후코이단의 면역 활성보다 20배 증가된 다당류 복합체인 후코란을 함유한다.

❻ 발암물질 중화력, 면역항암 능력, 암유전자 억제력 등 예방 및 치

료 능력을 보유한 광범위 천연 암 백신으로 개발 중이다.

❼ 독성이 거의 없는 100% 식물항암영양소로 남녀노소 누구나 복용할 수 있는 안전한 물질이다.

07

AFNC의 항암효과

❶ 돌연변이 및 저산소증을 유발하는 발암물질을 중화시킨다.

❷ 암이 전이될 때 활성화되는 EMT의 형성을 억제한다.

❸ 암세포에 영양을 공급하는 신생혈관의 생성을 억제한다.

❹ 암세포 괴사 및 암세포 자살을 촉진한다.

❺ 암세포의 근원세포인 암 줄기세포를 억제한다.

❻ 암세포를 사멸시키는 대식세포, T세포, NK세포, 사이토카인 등 자연 면역력을 담당하는 면역세포를 활성화한다.

❼ 항암제의 부작용인 사망, 체중 감소, 면역 저하, 비장 비대 등 위협적인 증상을 완화한다.

❽ 시스플라틴, 카보플라틴, 독소루비신, 파클리탁셀, 소라페닙 등 항암제와 병용 시 항암제를 방해하지 않고 시너지 효과를 발휘한다.

08

AFNC의 항암 데이터

1. 아로니아추출물(ABF®)의 암종별 억제 효과(in vitro)

다양한 암세포주에서 AFNC의 핵심 원료인 ABF 처리 후 암세포 억제율을 실험한 결과, 대부분의 암세포주에서 ABF의 강력한 항암 효과를 확인했다. 특히 간암, 피부암, 림프종, 뇌암, 유방암, 피부암세포주에서 탁월한 효과를 보였다.

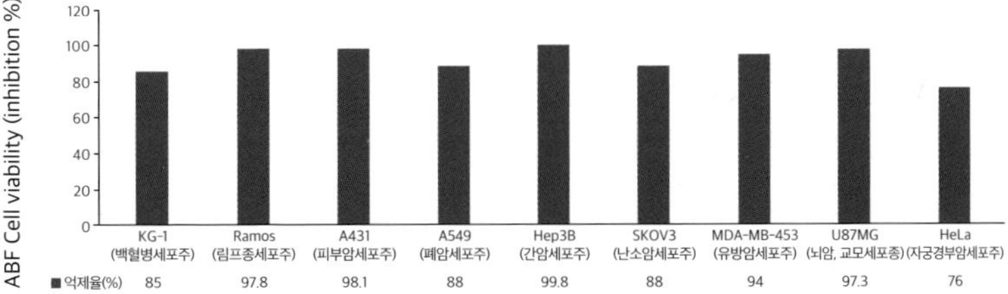

ABF 암세포 억제율

2. 아로니아추출물(ABF®)의 전이 억제 효과(in vivo)

CT-26 대장암세포주를 실험동물에 주입하여 폐 전이에 대한 ABF의 전이 억제 효능을 확인했다.

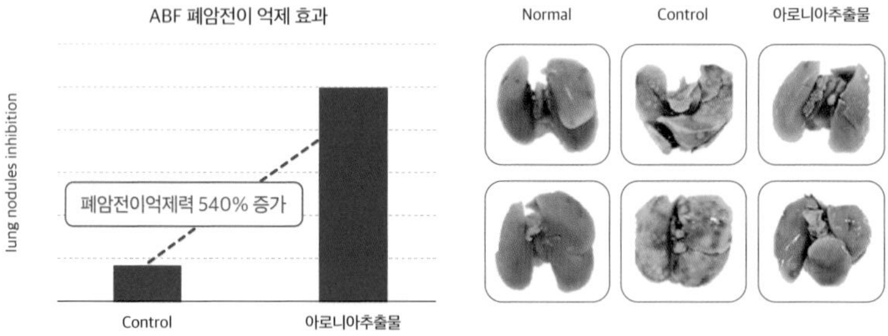

3. 활성형 후코이단(Fucoran®)의 면역 활성 효과

기존 후코이단 대비 활성형 후코이단인 후코란(Fucoran®)의 면역 활성이 매우 월등함을 확인했다.

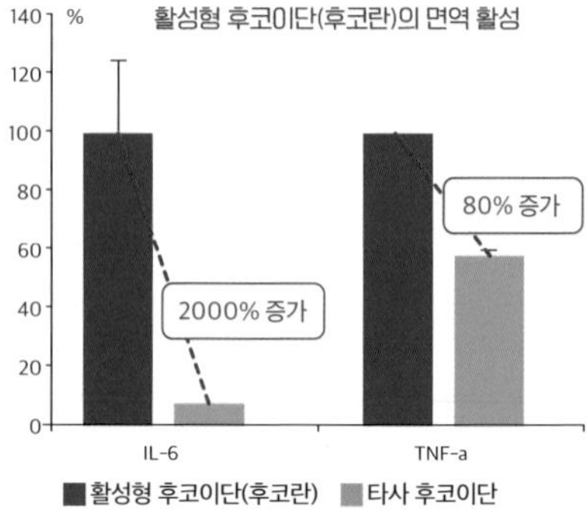

4. AFNC의 암 예방 효과(in vivo)

동물실험에서 1주일에 2번 투여로 발암물질(Carcinogen)에 의한 암의 발생과 진행을 90% 이상 억제했다. 매일 투여할 경우 거의 완벽에 가깝게 억제할 것으로 예상된다.

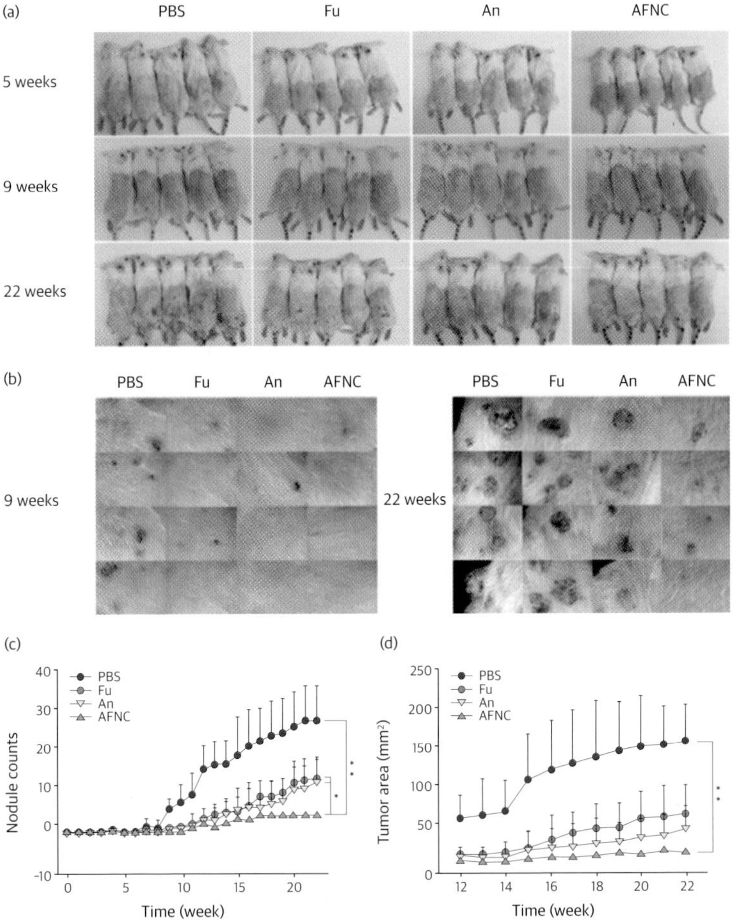

5. AFNC의 항암제 부작용 완화 효과

1) NK세포 정상화

독소루비신(DOX)[1]을 단독으로 투여한 실험용 쥐에서는 NK세포의 수치가 현저하게 저하된 반면 독소루비신과 AFNC를 병용투여한 실험용 쥐에서는 NK세포의 수치가 거의 정상으로 유지되었다.

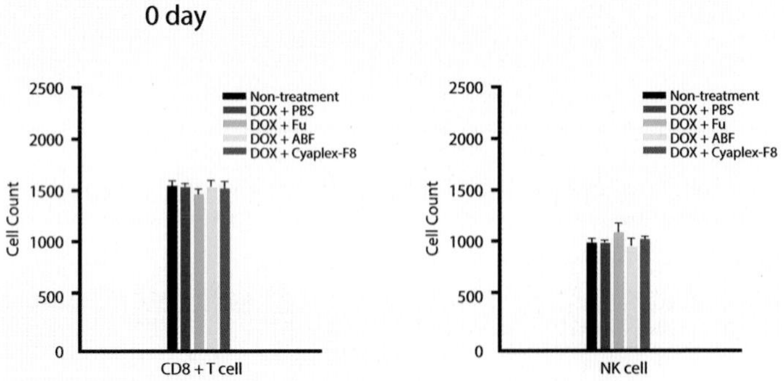

1 독소루비신(Doxorubicin)은 암 치료에 사용되는 화학요법 약물로, 안트라사이클린 및 항종양항생물질 계열의 약물, DNA의 기능을 부분적으로 간섭하여 동작한다. 일반적인 부작용으로는 탈모, 골수억제, 구토, 발진, 구내염이 포함되며 심각한 부작용으로는 과민증 등의 알레르기, 심장 손상, 방사선 회상, 치료 관련 백혈병을 일으킬 수 있다.

5 day

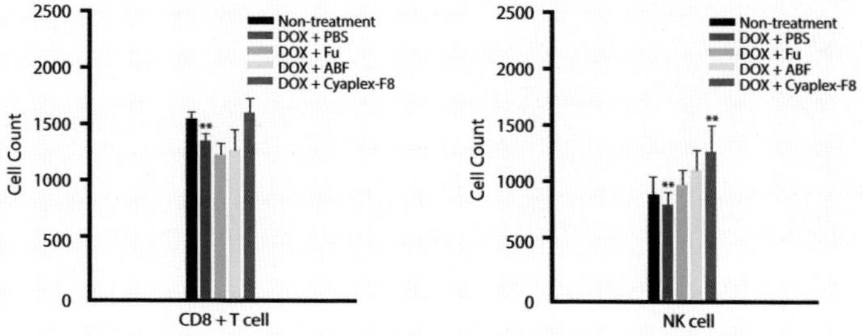

14 day

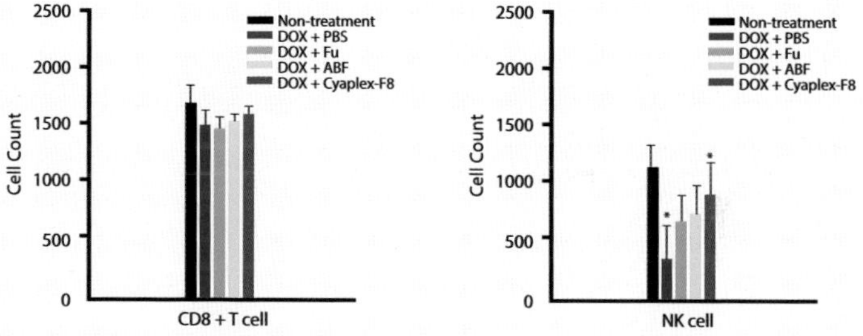

2) 사망률 감소 효과

유방암 실험용 쥐에게 독소루비신(DOX)을 투여한 군에서는 5마리 중 3마리가 사망했으나 독소루비신과 AFNC를 병용한 군에서는 한 마리도 사망하지 않았다.

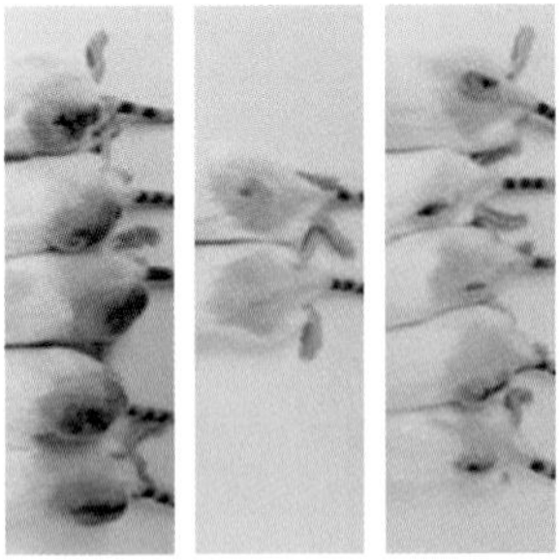

PBS　　DOX투여군　DOX+AFNC투여군

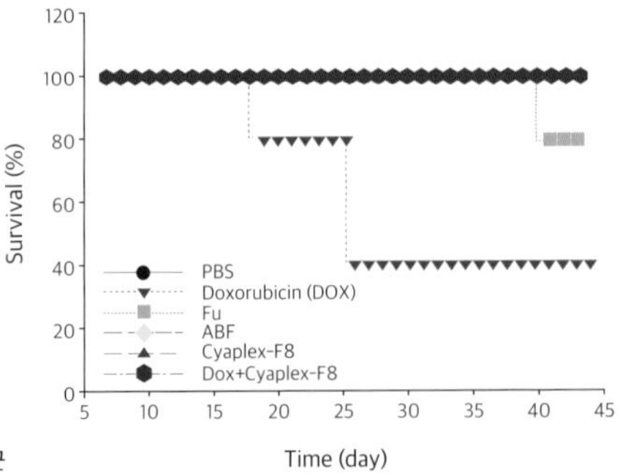

3) 체중 감소 회복 효과 확인

독소루비신(DOX)을 단독으로 투여한 경우 체중과 비장이 급격하게 감소한 반면 AFNC를 투여한 군에서는 급격한 감소 없이 체중이 신속하게 회복되는 효과를 확인했다.

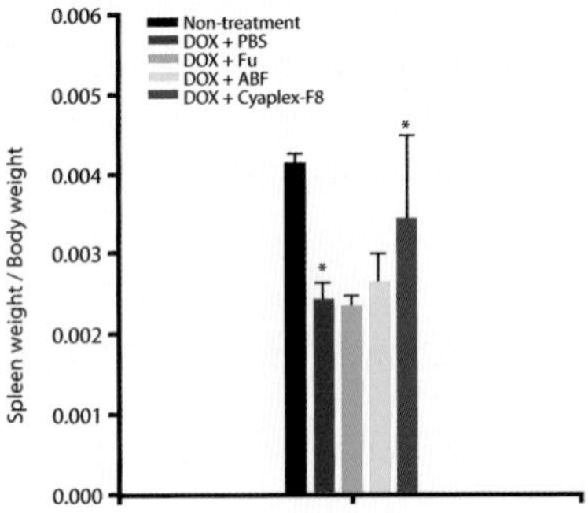

BALB/c : n = 5
Doxorubicin (DOX) injection : 10 mg/kg at 0, 5 day
Fucoidan (Fu) : 1,600 mg/kg for everyday
Anthocyanin (An) : 200 mg/kg for everyday
An/Fn : Fu (1,600 mg/kg) + An (200 mg/kg) for everyday
P value ($p^* < 0.05$)

09

AFNC의 유전자 및 세포 보호 효과

❶ 인체 내에서 발생하는 활성산소를 제거한다.

❷ 비타민A, C, E, 셀렌, 아연, 구리, 망간, 철, 코엔자임Q10, 글루타치온 등과 상승작용으로 항산화력과 해독력을 강화한다.

❸ 납, 수은, 비소, 카드뮴, 알루미늄 등 산화력이 큰 중금속과 금속이온을 킬레이션(Chelation, 중금속 등 해로운 물질을 집어내 체외로 배출)하여 대변이나 소변으로 배출시킨다.

❹ 활성산소를 유발하는 제노바이오틱스(중금속, 방사능, 환경호르몬, 농약, 약물, 유해 화학성분)를 중화한다.

❺ 산화를 막는 항산화효소의 생성을 촉진하며 산화를 촉진하는 산화효소를 억제한다.

10

활성산소종의 종류

활성산소종(ROS, Reactive Oxygen Species)의 종류는 다음과 같다.

활성산소종(ROS)			
Superoxide radical	$O_2^{\cdot -}$	Ozone	O_3
Hydroxyl radical	$\cdot OH$	Singlet oxygen	$^1O_2$
Hydroperoxyl radical	$HO_2\cdot$	Hypochlorous acid	HOCL
Alkoxyl radical	$LO\cdot$, $RO\cdot$	Hydrogen peroxide	H_2O_2
Peroxyl radical	$LO_2\cdot$, $RO_2\cdot$		

11

AFNC의 유전자 및 세포 보호 기전

❶ AFNC는 체내 중요 항산화효소인 SOD(Super-oxide dismutase), CTS(Catalase), GPX(Glutathione peroxidase)를 활성화하여 효소적 항산화 시스템을 구축한다.

❷ AFNC는 항산화효소 시스템으로 제거되지 않는 하이드록실 라디칼(Hydroxyl radical)과 일중항산소(Singlet oxygen)를 제거함으로써 비효소적 항산화 시스템을 구축한다.

❸ 모든 세포는 신호전달물질을 통해서 작동한다. AFNC는 세포의 대사, 분화, 분열, 신경전달, 노화, 죽음을 조절하는 신호전달물질인 슈퍼 아답토젠(super adaptogen)으로 작용한다.

12

AFNC의 유전자 및 세포 보호 시스템

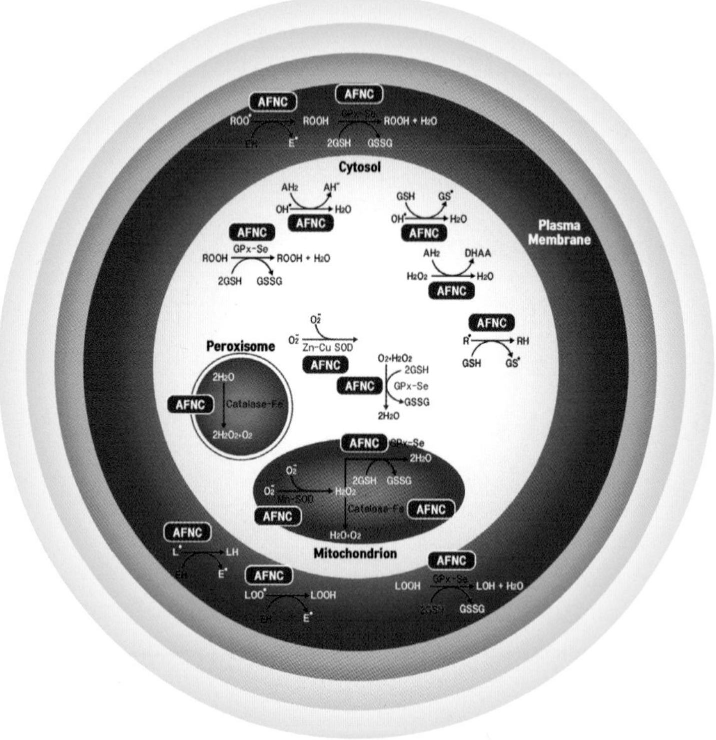

Abbreviations			
EH	vitamin E	L	carbon-centered lipid radical
AH_2	vitamin C	RH	orgnic nonlipid compound
SOD	superoxide dismutase	R	carbon-centered nonlipid radical
GSH	reduced glutathione	H_2O_2	hydrogen peroxide
GSSG	oxidized glutathione	ROO	nonlipid peroxy radical
O_2^-	superoxide radical	ROOH	nonlipid peroxides
LOO	peroxy radical	LOOH	lipid peroxides
LH	unsaturated fatty acid		

13

AFNC의 분자생물학적 항암 메커니즘

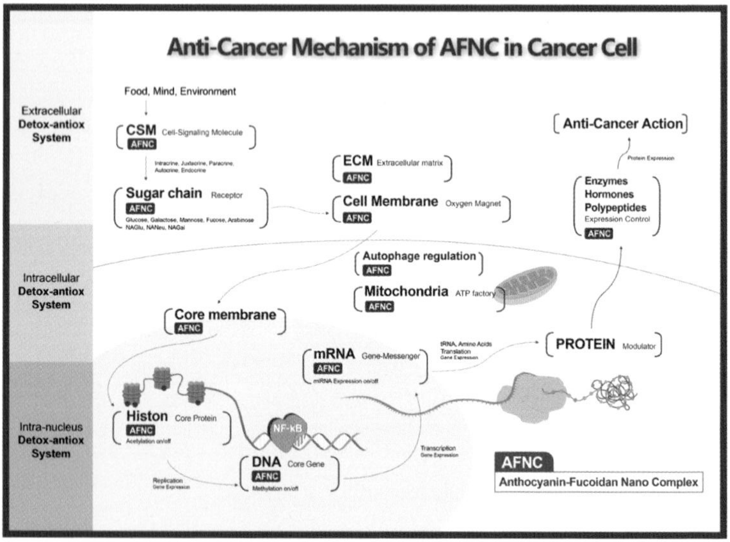

ECM: Extracellular matrix 세포외기질

CSM: Cell-Signaling Molecule 세포신호전달분자

Cell Membrane: Oxygen Magnet 산소자석

Histon: Epigenetic Core Protein 후성유전 핵단백질

DNA: Epigenetic Gene Nucleotide 후성유전 유전자 핵산

RNA: Gene Messenger Nucleotide 유전자 메신저 핵산

mi-RNA: Epigenetic Non-coding micro RNA 후성유전 micro RNA

Mitochondria: ATP factory 에너지 공장

Autophage: Cell survival/death system 세포 생존/사멸 시스템

14

논문에 게재된 ABF의 다양한 효능

야생 아로니아 열매에서 추출한 표준화된 아로니아추출물(ABF)은 인체실험, 동물실험, 세포실험 등을 통해 다양한 효능이 입증되었다.

❶ 유전자 보호 효과(인체실험, 동물실험, 세포실험)

- ■방사선에 대한 유전자 보호 효과 → 20배 개선
- ■중금속에 대한 유전자 보호 효과 → 18배 개선
- ■중금속의 배출 효과 → 3배 개선

❷ 항노화 효과(인체실험, 동물실험, 세포실험)

- ■활성산소 감소 효과 → 20배 개선
- ■노화 물질인 PPKO 억제 효과 → 3배 개선

❸ 항동맥경화 효과(인체실험, 동물실험, 세포실험)

■ 혈전 억제 효과 → 20배 개선

■ 일산화질소(NO) 증가 효과 → 2배 개선

■ 혈압상승 효소인 안지오텐신전환효소(ACE) 감소 효과 → 2배 개선

❹ 간 기능 개선 효과(동물실험, 세포실험)

■ ALT 감소 효과 → 2.5배 개선

■ AST 감소 효과 → 2.5배 개선

■ 비알코올성 지방간 억제 효과 → 3배 개선

❺ 위 보호 효과(동물실험)

위출혈 억제, 위궤양 억제, 위벽 산화 억제

❻ 항당뇨 효과(인체실험, 동물실험)

혈당 강하, 아디포넥틴 증가, 인슐린 정상화, 당화혈색소 감소

❼ 항기관지염 효과(세포실험)

염증지표인 COX-2, TNF-α → 20배 개선

❽ 항균 효과(세포실험)

박테리아 증식 억제

⑨ 항방사선 효과(동물실험)

■ 백혈구 보호 효과 → 3배 개선

■ 활성산소 감소 효과 → 20배 개선

■ 8-OHDG(유전자 손상지표 성분) 감소 효과 → 18배 개선

⑩ 혈관내피 줄기세포(EPC) 활성화 효과(인체실험, 세포실험)

■ EPC 활성 효과 → 3배 증가

■ EPC 노화 억제 효과 → 4배 개선

⑪ 항불임 효과(인체실험)

OX-LDL(산화 콜레스테롤) 정상화, Fructose 수치 정상화, 생식기 세포 산화 억제

⑫ 미숙아 예방 효과(인체실험)

산화 콜레스테롤(OX-LDL) 정상화

⑬ 신경퇴행성질환(알츠하이머, 파킨슨) 예방 효과(동물실험)

콜린에스터레이즈 감소

⑭ 항바이러스 효과(동물실험)

인플루엔자, 코로나바이러스 사멸

⑮ 항포도막염 효과(동물실험, 세포실험)

염증지표 물질인 PGE_2 및 TNF-α 억제

⑯ 항불안 효과(동물실험)

작업기억 및 운동 활성에 영향을 끼치지 않는 선에서 디아제팜(Diazepam)과 같은 유사 효과 보유

⑰ 항산화 효과(동물실험, 세포실험)

활성산소 감소, OX-LDL 감소, 항산화효소 증가

⑱ 근육 회복 효과(인체실험)

운동으로 유발된 활성산소종 감소

⑲ 항췌장염 효과(동물실험)

급성 췌장염 억제 작용, 췌장 부종 및 췌장 세포막 산화 억제

⑳ 항비만 효과(인체실험, 동물실험)

셀룰라이트 감소, 피하조직 감소, 부종 감소, 지방 생성 억제, 인슐린 저항성 개선

Chapter 03

체험 사례

이번 장에서 소개하는 내용은 AFNC와 세포교정영양요법으로 암을 치료한 사례들로, 셀메드 세포교정영양학회 회원 약사님들을 통해 사례를 수집하였다. 귀한 자료를 공유해주신 약사님들께 감사드린다.

01 위암 말기_ 50대 남성

위암 말기 진단을 받은 50대 중반의 남자이다. 위를 95% 절제했다. 그 후 대장 파열로 대수술을 두 번 하고 몸무게가 38kg이나 빠졌다. 수술 전 당뇨가 있었고, 사타구니에 호두만 한 혹이 자라면서 피로와 스트레스를 크게 느끼고 걸음이 매우 불편했다. 무엇보다 우울증과 대인기피증이 제일 심각했다. 그저 죽고만 싶었다.

그러던 중 지인의 소개로 AFNC를 알게 되었다. 복용한 지 3일째부터 몸에서 이상한 반응이 나타나기 시작했다. 겁이 났지만 호전반응이라 생각하고 긍정적인 자세와 감사하는 마음으로 계속 먹었다. 방귀, 속쓰림, 가려움증, 설사, 감기 증상, 부종, 두통 등의 호전반응이 무섭게 나타났다. 소변을 보면 기품이 많이 생겼는데 어느 날부터 거품 없고 색깔이 좋은 소변을 보았다. 혈당 체크를 한 결과 혈당수치가 정상이었고, 지금은 당뇨약을 거의 먹지 않는다. 사타구니에 있던 혹도 작아져 걸음걸이가 가볍고 팔다리도 아프지 않아 이제는 활동하는 데 전혀 어려움이 없다. 숨이 찬 것도 사라지고 얼굴색도 좋아졌다. 주위에서는 건강이 눈에 띄게 회복되었다고 축하해주고 있다.

02 대장암 말기_ 60대 여성

종합병원에서 말기 대장암과 위암을 진단받았다. 병원 측에서는 나이, 체력, 병의 진행 상태로 보아 외과적 수술은 어렵다면서 항암 치료와 방사선치료를 권유했다. 하지만 내 몸이 항암 치료를 견딜 수 있을지 가늠할 수 없어 입원을 포기했다. 그 당시 담당 의사는 2개월 정도 살 수 있다는 소견을 말해주었다.

입원을 포기한 다음날, 친구가 AFNC를 소개해주어 복용하기 시작했다. 2주가 지나면서 식욕이 생기고 피부에 생기가 돌면서 검푸르던 얼굴색이 붉은색으로 바뀌었다. 심했던 구토도 사라졌다. 시한부 2개월이 지났는데도 몸은 더욱 건강해졌다. 식사량도 정상으로 돌아왔고 혼자 등산과 산책도 할 수 있게 되었다. 현재까지 재발 없이 건강하게 잘 지내고 있다.

03 위암 수술, 대장암 전이_ 30대 여성

초등학교 3학년 아들과 6살 딸아이를 둔 평범한 주부이다. 3년 전 암 수술을 받았다. 다행히 위암 초기라 완치율이 높다고 해서 가족들 모두 안도했다. 재발 방지를 위해 힘든 항암 치료와 방사선치료도 견뎌냈다. 3년 후 변에 이상이 있어 내시경을 해보니 암세포가 대장으로 전이된 상태였다. 너무나 절망스러워 하늘이 무너지는 것 같았다. 그러나 넋 놓고 울 수만은 없었다. 아이들이 아직 어려서 엄마 손이 절실하게 필요한 때이니 얼른 치료를 받고 나아야겠다고 결심했다.

수술 후 전주에 있는 한방요양병원을 찾아갔다. 그곳은 산속에 있어 공기가 맑고 다른 암환자들과 정보를 교환할 수 있었다. 그런데 두 달 정도 지났을 때 음식만 먹으면 배에 통증이 있고, 가스 배출이 안 되고, 자주 보던 변이 나오지 않았다. 시간이 지날수록 배의 통증은 더욱 심해졌다. 급히 서울로 올라와 병원 응급실에 입원했다. 담당 교수님께서는 복막의 암 때문에 장폐색증이 왔다면서, 치료법이 없으니 일단 진통제를 맞고 계속 굶으며 경과를 지켜보자고 했다.

정말 답답했다. 한편으로는 이대로 죽을 수는 없다는 생각이 들었다. 가족 중 한 분이 AFNC를 소개해주었다. 암을 고친다는 식품들이 너무 많아 쉽게 결정할 수 없었지만, 지금이 마지막 기회라 여기고 AFNC를 선택했다. 통증이 있고 나서부터 규칙적으로 양을 늘려가며 복용했다.

열흘 정도 지나자 가스가 조금씩 나오더니 변이 배출되기 시작했다. 너무 기뻐서 팔뚝에 링거 주사가 꽂힌 채로 병원 복도를 열 바퀴는 더 돌았던 것 같다. 다음 날에도 여전히 가스 배출이 잘 되고 배의 통증도 차츰 없어졌다. 한 달 후 CT를 찍었다. 담당 의사는 복수도 없어지고 많이 좋아졌다고 말해주었다. 식사량이 늘어나면서 항암 치료를 할 수 있게 되었고 7차까지 받았다.

지금은 항암 치료를 중단하고 AFNC 제품을 꾸준히 먹으면서 내 몸의 면역세포를 더 튼튼하게 만들고 있다. 규칙적인 운동과 긍정적인 사고는 기본이다.

04 갑상샘암 수술, 후두암 전이

2007년 갑상샘암 수술을 했으나 암세포가 후두로 전이되었다. 재수술을 권유받았으나 포기했다.

숨을 쉬는 것조차 힘들었던 2010년 9월 말, 지인으로부터 항암에 좋다는 AFNC 제품을 받았다. 그러나 건강식품을 신뢰하지 않았던 까닭에 AFNC를 미루어 놓았다가 약 한 달 뒤부터 복용하게 되었다.

처음 받은 양의 절반쯤 먹었을 때부터 호전반응이 나타났다. 손과 발, 온몸이 가렵기 시작하더니 손등 혈관이 불거지고 피로감이 몰려왔다. 일주일 정도 지난 후 아침에 눈을 뜨면 피로감이 덜한 것이 느껴졌다. 손등에 불거진 혈관도 사라졌다.

현재는 상점에 출근하여 일할 만큼 건강을 되찾았다.

05

갑상샘암

갑상샘암, 갑상샘 기능 저하로 3분의 2를 절제하고 자궁적출술도 받은 환자가 있었다. 부정맥, 수족냉증, 편두통, 피로감, 안면 건조로 찢어지는 고통을 호소하는 환자에게 AFNC와 천연 해독법을 알려드렸다. 3일간 단식한 후 진행하라고 당부했다.

AFNC를 복용하면서 명현반응으로 안면 두통, 잇몸 통증, 편두통이 나타났고, 가스가 차고 검은 변이 나왔다. 이 환자는 명현반응 이후 반복되던 두통이 굉장히 옅어졌고 해독이 되는 것을 느꼈다며, 병을 이기도록 도와주어 감사하다는 말을 전했다.

환자들로부터 긍정적인 반응을 얻으면 AFNC와 천연 해독법을 알려드린 것에 보람을 느낀다. 아직 완전하지는 않지만 조금이나마 이분을 도울 실마리를 얻어서 기뻤다.

06 폐암, 주변 장기로 암 전이

갑자기 몸이 피로하고 체중이 감소하면서 가래에 피가 섞여 나왔다. 동네 병원에서 엑스레이로 검사해보니 종양이 발견되었다. 걱정하면서 종합병원에 가서 CT 촬영 등 정밀검사를 한 결과, 진행성 폐암 진단을 받았다. 담당 의사는 이미 주변 장기로 암세포가 전이되어 외과적 수술은 불가능하다고 진단했다. 그래서 화학요법과 방사선치료를 함께 받았다. 그러나 항암제로 인한 구토, 탈모, 피로감, 흉통 등 심한 부작용이 나타났고 방사선치료도 거의 효과가 없었다. 얼굴에는 생기가 사라지고 실낱같은 희망조차 없었다. 차라리 집에서 요양하는 것이 낫겠다 싶어 퇴원을 결정했다.

집으로 돌아와 항암에 효과가 있는 건강식품을 알아보던 중 선배로부터 연락이 왔다. 유명한 병원에서도 권장할 정도로 효과가 뛰어난 AFNC 제품이 있는데 한번 복용해 보라고 했다. 제품에 함유된 식물영양소에 항암에 유효한 성분이 다량 함유되어 있다는 말도 덧붙였다. 왠지 이것을 꼭 먹어야만 살 수 있을 거란 생각이 들어서 뭔가에 홀린 듯 곧바로 제품을 구매해 복용했다.

AFNC 제품을 복용한 지 2주 만에 얼굴에 생기가 돌고 식욕도 생겨났다. 빠졌던 머리카락도 다시 나기 시작했고 흉통도 서서히 사라졌다. 4주가 지나자 외출할 수 있을 만큼 건강해졌고 운영하던 가게에 나가 다시 일할 수 있었다. 6주 후 병원에 가서 엑스레이를 찍고 종양 마커 등의 검사를 한 결과, 확실하게 암의 진행이 멈추고 암세포의 크기도 아주 작아졌다는 사실을 확인했다. 이후로 등산과 운동 등으로 몸을 단련하며 가게 일을 한 지 벌써 1년이 되어간다. 한때 삶과 죽음의 갈림길에 섰던 것이 믿기지 않을 만큼 건강하게 살고 있다.

07 위암, 폐·혈관·뇌·척추로 전이

아버지는 두통이 심하고 일어날 수 없을 정도로 척추가 아프다고 하셨다. 아버지를 모시고 함께 병원에 가서 검사한 결과, 위에서 전이된 암세포가 폐, 혈관, 뇌, 척추까지 퍼져있었다. 이미 수술은 불가하고, 너무 넓은 부위에 암세포가 전이되어 빠르면 일주일 안에 사망할 수도 있다는 진단을 받았다. 담당 의사는 항암 치료도 권유하지 않았으나 우리 가족은 지푸라기라도 잡는 심정으로 아버지에게 항암 치료를 받으시라고 했고, 한편으로는 유언장과 장례 절차를 논의했다.

그러던 중 항암제로 죽일 수 있는 암세포의 종류가 10%밖에 안 되며, 또한 부작용으로 인해 결국에는 면역 저하로 사망하는 경우도 많다는 담당 의사의 소견을 듣고 자연요법에 눈을 돌리게 되었다. 아는 분의 소개로 AFNC 제품을 처음 접했다. 아버지는 7일간 항암 치료 후 체중이 10kg 정도 줄었는데, 이 제품을 복용하면서 곧바로 심했던 구토 증상이 사라졌고, 사흘째부터 두통과 척추통에 시달리지 않았으며 식사도 하시게 되었다. 복용 7일째에는 몸무게가 8kg 정도 늘어났다.

이후로 아버지는 5차 항암 치료를 받았다. 그동안 구토와 체중 감소 증상은 전혀 없었다. AFNC 제품을 복용하고 45일 지나서 재검사한 결과, 뇌의 종양이 사라지고 위, 척추, 혈관의 암세포 크기가 약 3분의 1로 줄었으며, 폐의 암세포는 2분의 1로 줄었다는 것을 알게 되었다. 담당 의사는 드라

마에서나 볼 수 있는 일이라며 매우 놀라워하셨다. 현재 아버지는 5차 항암 치료 후 병원에서 퇴원한 상태이며, 쉬엄쉬엄 등산도 다니시고 일도 다시 하실 정도로 건강을 회복하셨다.

08 유방암_ 60대 여성

39세 때부터 지병인 당뇨 때문에 20년 넘게 당뇨약을 복용하고 있다. 당뇨약을 오랫동안 복용하다 보니 오후만 되면 눈에 안개가 낀 것처럼 잘 보이지 않고 몸 전체가 피로에 흠뻑 젖었다. 또한 신경을 많이 써야 하는 직장에서 일하는 탓에 몸 여기저기가 쑤시고 심한 우울증에 시달렸다. 특히 오십견이 와서 양어깨와 팔이 심한 통증을 일으킬 때는 잠 한숨 못 잤다. 대학병원 통증클리닉에서 주사도 맞아보고 한의원에도 다녀봤지만 별다른 효과를 보지 못했다.

그러던 어느 날, 또 다른 시련이 찾아왔다. 오른쪽 가슴에서 딱딱한 몽우리가 발견되어 병원에서 검사해보니 유방암 2기라고 했다. 대학병원에서 수술하고 8번의 항암 치료와 45일간 매일 방사선치료를 받았다.

하루하루 힘겹게 생활하고 있을 무렵, 가장 아끼고 사랑하는 후배에게서 AFNC가 함유된 제품을 소개받았다. 솔직히 제품의 효능을 믿기보다는 후배의 따뜻한 마음에 감동하여 복용하기 시작했다. 그런데 복용한 후 15일이 지나자 치유반응이 나타났다. 후배가 느낀 것과 똑같이 자고 일어나면 눈을 뜰 수 없을 정도로 눈곱이 끼었다. 감기몸살처럼 몸이 아프기 시작하더니 가래가 끓고 기침이 나와 밤을 지새워야 했다. 사람 몸속에 이토록 많은 노폐물이 있을까 싶을 정도로 끊임없이 노폐물이 쏟아져 나왔다. 가장 아팠던 어깨와 팔이 더 쑤시고 손등이 부어올라 손을 움켜쥘 수조차 없었다. 엄지손가락이 굽혀지지 않아 펜을 잡고 글을 쓸 수 없을 정도였다. 말로 표현할 수 없을 만큼 심한 치유반응을 겪었다. 그때마다 후배의 독려로 견딜 수 있었다.

현재 AFNC를 복용한 지 2년이 되었다. 지금은 책을 읽을 때 안경을 끼지 않아도 눈에 피로감이 없고 정신이 맑으며 육체가 강건해진 느낌이다. 수술 후 복용하던 약물도 일절 먹지 않는다. 특히 장복하던 당뇨약을 복용하지 않는데도 생활에 전혀 지장이 없다. 쑤시고 아팠던 어깨와 팔도 좋아져서 운동도 열심히 하고 글씨도 자유자재로 쓸 만큼 손가락의 부기도 빠졌다.

09 유방암_ 50대 여성

오십이 넘으면서 주변 친구들이 암, 종양으로 고통받고 있다는 소식을 심심치 않게 들었다. 건강보험공단에서 정기검진을 받으라는 안내장을 받고 병원에 가서 몇 가지 검사를 했다. 아뿔싸! 자궁 상피세포 이상, 위와 유방에 종양이 있다는 검사 결과가 나왔다. '가급적 빠른 시일 안에 전문 의료기관에 방문하시어 추가 검사를 받으시기 바랍니다.'라는 청천벽력 같은 말이 참으로 믿기지 않고 두려움이 앞섰다.

전문 병원에 가서 유방을 초음파로 정밀 검사해보니 위험한 상황이었다. 의사는 4개월 후 종양이 커진 상태를 지켜보고 수술 여부를 결정하자고 했다. 의사의 말을 듣고 기분이 씁쓸했다. 간단한 수술이라고 의사가 말해주었지만, 과거 몇 번의 수술 경험이 머릿속에 떠오르자 공포스러웠던 기억이 되살아나면서 '수술'이란 단어가 너무나 부담스러웠다. 게다가 위내시경 검사 결과도 좋지 않았다. 만성 위축성 위염 및 역류성 식도염이었다. '염증'이란 단어가 고통을 더 가중시켰다.

걱정에 휩싸여 있을 때 지인과 대화 중에 AFNC에 대한 정보를 들었다. 지인은 세포교정영양소로 난치병이 좋아진 사례를 얘기하면서 병이 나을 수 있으니 희망을 잃지 말라고 격려해주었다.

AFNC를 복용한 지 4개월 후 유방 초음파 검사를 받았다. 결과지를 보니 종양이 말끔하게 사라지고 아무것도 없었다. 몇 달 전만 해도 분명히 종양이 있다고 했는데 지금은 흔적도 없다니? 도무지 믿기지 않아 의사에게 되물으니, "없으니까 없다고 하는 겁니다."라고 말했다. 그 순간 날아갈 것처럼 기뻤다. 완치된 것은 AFNC 덕분이다. 그리고 항상 안 좋았던 위도 편안해졌다. 나뿐만 아니라 딸도 AFNC를 같이 먹었는데 전에 심했던 아토피와 가려움증이 깨끗하게 사라졌다.

10 유방암 2기, 간으로 전이

2016년 2월 유방암 2기 진단을 받고 항암 치료를 4차까지 했다. 몸이 이상해서 2019년 1월에 종양표지자검사(CA15-3)를 해보니 수치가 높게 나왔다. 의사는 암이 간으로 전이되었다고 말했다. 간암세포 5.6cm를 확인하고 2월 말부터 항암 치료를 다시 시작했다. 너무나 고통스러웠다.

그러던 중 약사님이 AFNC를 추천해주었다. 설명을 듣고 복용했는데 다음 날 변으로 그대로 나왔고, 아침에 일어나기 힘들었다. 3일째부터는 피곤함이 사라지고 힘이 좀 나는 것 같았다. 10일 뒤에 절대 호중구 수치가 663에서 더 이상 올라가지 않아 병원에서 걱정을 많이 했다.

한 달 후 절대 호중구 수치가 정상으로 돌아왔지만 계속 같은 표적치료제를 투여했다. 4개월 후에 CT 검사를 했는데 암 크기가 3.98cm로 줄어든 것을 확인했다. 9월부터 활성형 칼슘과 마그네슘을 추가하고 아로니아 농축액도 같이 복용했다. 컨디션과 얼굴색이 좋아진 것을 보고 주변 사람들이 아픈 사람이라고 도저히 생각하지 못할 정도라고 놀라워했다. 다른 수치들도 거의 다 정상으로 회복되었다.

11 유방암 2기

유방암 2기 진단을 받고 항암 치료를 시작했다. 암피로증후군으로 실컷 자고 일어나도 낮 12시만 되면 피곤하고 하품이 끝도 없이 쏟아졌다. 그런데 AFNC를 복용한 이후에 그 증상이 없어졌다. 이제는 정상 컨디션으로 회복되었다.

수술 후 겨드랑이에 딱딱한 멍울이 남아있었다. 손으로 만져보면 500원짜리 동전 크기의 멍울이어서 이것이 과연 없어질까 생각했는데 AFNC를 복용한 후에 서서히 없어지고 지금은 흔적만 조금 남아서 신기했다. 보통 유방암 환자들은 림프부종이 나타나는데 나의 경우는 방사선 치료할 때 말고는 정상이다. 요즘은 전칠삼을 같이 먹어서 그런지 혈관염도 사라지고 겨드랑이 쪽이 가끔 붓던 증상도 없어졌다.

유방암 환자가 계속 늘어나는 추세이므로 내 사례가 환자들이나 약사님들에게 조금이나마 도움이 되기를 바란다. 흔히 림프부종으로 인해 우울하고 삶의 질이 떨어지기 쉬운데 AFNC를 복용하고 잘 관리하면 좋을 것 같다.

12 유방암 2기

유방암 2기 환자분이 1차 항암 치료를 받았다. 2차 항암을 남겨놓은 시점에 AFNC와 세포교정 영양제품을 며칠 드셨다. 힘들게 2차 항암 치료를 받고 3차 항암 치료를 받기 이틀 전에 놀라운 일이 벌어졌다. 유방외과 의사로부터 암세포가 안 보이고 흔적만 남았다는 이야기를 들었다. 환자분은 3차 항암 치료를 중단하고 퇴원했다.

현재 활성형 후코이단, 활성형 필수지방산, 활성형 헴철만 복용하고 있다. 최근 혈액검사에서 염증지표, 암 종양지표 모두 정상이라는 결과가 나왔고, AFNC가 일등공신이라고 말씀하셨다.

13 유방암 3기, 뼈로 전이_ 50대 여성

3년 전에 유방암 수술을 받은 50대 초반 환자분은 계속 항암 주사를 맞고 방사선치료를 해왔으나, 1년 반 만에 암이 뼈로 전이되었다. 일주일에 한 번씩 약한 항암제 주사를 맞는데 부작용이 심했다. 더 약한 항암제 주사를 맞으며 3개월마다 뼈 검사를 받았다.

환자분은 지인의 소개로 반신반의하며 약국에 방문했다. 암세포가 뼈로 전이된 원인을 설명하고, 암세포가 좋아하는 환경을 바꾸지 않으면 예후가 아주 나빠진다고 말씀드리자, 두 달 후에 있는 검사를 받기 전까지 추천해주는 제품을 먹어보겠다고 했다. AFNC와 세포교정용 영양제품을 전달했다.

두 달 후 검사 결과는 놀라웠다. 쇄골에 자리 잡았던 큰 암이 작아졌다. 시커먼 뼈 색깔도 옅어졌다. 갈비뼈 쪽 암 2개도 사라졌다. AFNC와 세포교정용 영양제품을 복용한 후 두 달 만에 이런 결과가 나와서 깜짝 놀랐다.

14 담도암_ 82세 여성

담도암을 앓고 있는 82세 여성분이 세포교정요법을 시작했다. 권해드린 제품을 드시고 설사 증상이 나타났다. 설사 교정 후 AFNC의 처방을 더 늘렸다.

혈액검사 결과 염증 수치가 14에서 8로, 황달 수치는 9에서 5로 내려갔으나, 낮은 헤모글로빈 수치로 2팩을 수혈했다. 가족들은 환자분이 식사량도 늘고 아픈 사람 같지 않다고 나에게 귀띔해주었다. 환자분은 복도를 걸어 다닐 수 있을 정도로 병세가 호전되었다. 식사를 죽 대신 밥으로 바꾸게 하자 체중이 3kg 정도 증가했다. 한 달 후 다시 피검사를 해보니 황달 수치는 2.4로 감소했고, 헤모글로빈과 혈중구 수치는 정상이었으며, 간 기능 수치도 좋아졌다. 환자분은 마침내 걸어서 퇴원하셨다.

15

간 내 담도암 4기_ 50대 남성

간 내 담도암 4기인 50대 환자의 부인이 담도암 카페에 올라온 글을 보고 상담을 요청했다. 4차 항암 후 AST 95, 감마GTP 326, ALP 444, 빌리루빈 3.0 등으로 간 수치가 많이 상승해 걱정이라면서, 남편은 오직 병원 치료만 의존하고 보충제 복용을 싫어한다고 했다.

상담 후에 AFNC와 노유파를 아침저녁 1포씩 복용하라고 권했다. 그런데 10일 후 황달 수치가 오르고, 간 수치가 더 안 좋아졌다는 말을 전해 들었다. 심지어 남편이 스텐트 시술 후 입원하면서 부인에게 짜증을 내며 더는 보충제를 먹지 않겠다고 하여 복용을 중단하기도 했다.

이 얘기를 듣고, 부인에게 AFNC 때문이 아니라 항암제가 차수를 거듭할수록 독성이 누적되어 간독성과 황달, 골수독성이 심해진 것이고, 그나마 세포교정 영양소도 안 드시면 암을 이겨낼 수 없다고 겨우겨우 설득했다. 환자분은 퇴원하고 세포교정 영양소를 다시 복용하게 되었다. 그리고 위장약 PPI 제제와 진통제를 중단하는 대신 활성형 MSM을 추가해 한 달 더 복용하게 했다.

현재 환자분은 간 수치가 좋아져 AST 54, ALP 264, 빌리루빈 0.9 상태이다. 남편이 항암 후에도 컨디션이 좋다고 하시며 고활성칼슘 SAC도 추가로 가져갔다.

16 전립선암

아버지는 2022년 6월 전립선암 수술 후 장폐색과 흡사한 증상이 나타나 일주일 이상 금식하는 등 고생이 심하셨다. 로봇 수술한 것이 잘못되었는지 소변이 샌다고 하여 다시 개복 수술을 했고 또다시 금식하셨으나 다행히 상태가 좋아져 한 달 만에 퇴원하셨다.

연세가 드셨어도 청년같이 건강했던 분이 매일 골골 앓는 소리만 하시고, 성격이 사근사근한 편이어서 평생 엄마를 잘 도와주셨는데 병을 앓은 이후로 짜증이 늘어나서 너무 속이 상했다. 게다가 9월에는 신장과 요도 연결부위 염증으로 한쪽 신장이 망가져 절제 수술을 해야 한다고 하니 또 고생하실 것 같아 걱정되었다.

수술 10일 전부터 아버지에게 활성형 시아니딘을 복용하게 하고 신장 절제 수술을 받았다. 회복이 빨라서 깜짝 놀랐고, 수술 후 일주일 만에 퇴원하셨다. 현재 아버지는 버스를 타고 백화점 식당에 가서 식사하시는 사진을 보내시는 등 건강하게 일상생활을 하고 계신다.

17

급성 림프성 백혈병_ 66세 여성

2018년 5월 말, 갑자기 몸에 멍이 들고 잇몸에서 출혈이 심했다. 서둘러 종합병원 응급실에 가서 검사했는데, 급성 림프성 백혈병이라는 진단을 받았다. 6월부터 1, 2, 3차 항암 치료를 계속하면서 힘든 시간을 보냈다. 12월에 골수이식을 하려고 했지만 3번의 항암 치료로 인해 그동안 몸이 너무 약해지고 혈소판 수치가 거의 제로 상태에서 오르지 않아 결국 골수이식을 포기했다.

2019년 봄, 나는 집에서도 넘어지지 않으려고 벽에 손을 대고 걸어야 안심이 될 정도로 몸 상태가 좋지 않았다. 기운이 없어 밥을 많이 먹다 보니 체중도 늘어났다. 호흡이 힘들어 가쁜 숨소리를 낼 때마다 주변 사람들이 걱정했다. 또한 면역력이 떨어졌는지 대상포진도 생겼는데 한 달 이상 낫지 않았다. 얼굴이 부었고 밤새 가렵고 통증이 심해서 고생했다.

일상생활이 불편할 정도로 건강을 잃은 상태에서 우연한 계기로 AFNC와 세포교정영양요법을 시작했다. 일주일 만에 숨소리가 편안해졌고, 약 2~3주 후부터는 밤에 가렵고 통증이 심했던 대상포진 증상이 나아져 냉찜질을 하지 않게 되었다. 4주째부터는 교회에 갈 수 있었는데 사람들이 웬일로 화장을 다 했냐고 물어볼 정도로 화장하지 않은 맨얼굴의 혈색이 좋아졌다.

AFNC를 복용하고 5~6주 지나자 체중이 자연스럽게 5kg 정도 빠졌고,

혈소판 수치도 거의 정상에 가까울 정도로 올라갔다. 또한 예전에는 무릎이 아파서 고통스러웠지만 지금은 통증이 거의 느껴지지 않고 걷는 데 전혀 무리가 없다.

18

골수암_ 69세

69세 골수암 환자이다. 4개월 전부터 AFNC를 고함량으로 복용하고 있다. 적지 않은 나이에 몸 상태가 매우 안 좋은 상황에서 AFNC를 복용하다 보니 중간에 견디기 힘든 일도 있었지만 현재는 모든 면에서 좋아지고 있다.

골수암 환자라 특히 적혈구와 백혈구, 혈소판 수치의 변화에 주목했다. 다른 수치들은 모두 좋아졌는데 혈소판 수치가 올라가지 않아서 얼마 전부터 활성형 베타글루칸을 추가했다. 그 후 혈액검사를 했는데 15일 만에 8,000이 증가되었다.

19

골육종, 급성 림프구성 백혈병

스물아홉인 나는 오랜 시간 투병 생활을 했다. 15세 때 골육종 진단을 받았고, 4년 후인 19세 때 암이 재발하여 수술과 항암, 방사선치료를 수도 없이 했다. 2019년 5월, 급성 림프구성 백혈병을 진단받고 다시 항암 치료에 들어갔다. 그러나 약을 써도 림프부종이 너무 심해 다리가 퉁퉁 붓고 딱딱해져서 터질 것 같았다.

우연한 계기로 약사님과 상담하는 중에 AFNC를 알게 되었다. 열흘간 고민하다 복용하기 시작했는데, 처음에 몸 상태는 눈에 띄게 좋아졌으나 부종이 빠지지 않아 고생했다. 그런데 보름이 지나면서부터 부종이 급속히 빠지면서 팔다리를 부드럽게 움직일 수 있었다.

20

유방암

2013년 유방암 진단 후 수술과 항암 2차 치료를 받은 분과 상담했다. V193도 마치고 검진 결과도 좋았으나 림프를 절제한 쪽의 팔 부종이 해결이 안 되는 상황이었다. 마사지로 관리하면서 여러 제품을 1년 넘게 복용했지만 만족할 만큼 몸 상태가 좋아지지 않아서 걱정에 휩싸여 있었다.

일단 암의 재발·전이를 확실히 막고자 AFNC 섭취를 권유했다. 환자분이 한 달쯤 복용했을 즈음, 오후가 되면 더 심했던 통증이 사라졌고 돌처럼 단단하던 팔뚝도 풀어지는 느낌이라고 한다. 현재 두 달 반 정도 복용 중인데 팔이 가벼워지는 속도가 점점 빨라진다고 한다. 육안으로 살펴봐도 림프를 절제한 쪽의 팔 부기가 빠지면서 이젠 두 팔의 굵기가 거의 똑같아졌다. 게다가 혈색도 좋아져 예전보다 젊어 보인다. 세포교정으로 막힌 혈관이 뚫리고 손상된 세포가 원상 복구되어 그런 것 같다. AFNC의 세포 재생력이 그 어떤 물질들보다 확실하고 빠르다는 것을 실감했다.

21

유방암, 뇌로 전이_ 56세

유방암 수술을 2회 받고 방사선치료를 꾸준히 했다. 하지만 암이 뇌로 전이되어 결국 종양 제거 수술을 했다. 이 과정에서 편마비가 생겨 얼굴이 돌아가고 발음도 어눌해졌다.

시간이 지날수록 발음이 더 나빠져 걱정하던 중에 AFNC와 노유파, 활성형 미네랄, 활성형 엔자임을 복용하게 되었다. 한 달 만에 발음이 좋아지고 비뚤어졌던 얼굴도 예전으로 돌아왔다. 주변 사람들이 보고 신기해할 정도다.

현재 재활병원에서 치료받고 있는데, 마비된 다리가 자꾸 반복적으로 경직이 일어나는 것을 보니 신경이 되살아나고 있는 것 같다. AFNC와 노유파, 활성형 미네랄, 활성형 엔자임을 계속 복용하면 몸이 더 좋아지리라 기대하고 있다.

Chapter 04

AFNC 관련 논문

01 발암물질에 대한 AFNC의 암 예방 효과

원제 Anthocyanin-fucoidan nanocomplex for preventing carcinogen induced cancer_ enhanced absoption and stability

게재 Int J Pharm. 2020 Aug 30;586:119597

요약 아로니아에서 추출된 안토시아닌은 항산화 활성과 항암 활성이 우수하다. 그러나 쉽게 산화되고, 체내에서 빠르게 사라지는 단점이 있다. 이를 극복하기 위하여 제형을 안정화시킨 후코이단과 안토시아닌 나노복합체(AFNC)를 이용하여 효능 평가를 했다.

AFNC는 세포투과와 혈장 내 작용에서 안정성을 나타냈고 염증성 사이토카인의 방출을 억제했다. 일반 안토시아닌보다 월등하게 높은 생체이용률을 나타냈다. AFNC는 식품, 의약품 분야에서 암 치료제로 사용이 가능하다.

키워드 안토시아닌, 나노복합체, 분해, 안정성, 세포투과, 생체이용률

02 안토시아닌의 항산화 활성 증진을 위한 후코이단 기반의 나노이온복합체

원제 Fucoidan based nanocomplex for improving antioxidant activity of anthocyanin

게재 Biomaterials research 2012 16(2), 62-66

요약 뛰어난 항산화 효과가 있는 안토시아닌은 상당히 불안정한 물질로, 이를 안정화하는 연구의 일환으로 후코이단 기반 나노복합체를 만들었다. 동적광산란장비(DLS)를 통해 복합체의 크기를 측정하였고, 주사전자 현미경(FE-SEM)으로 복합체의 표면 형상을 확인했다.

이를 통해 안정성이 증가된 안토시아닌-후코이단 나노복합체를 만들었고, 이를 이용하여 항산화 활성과 항암 활성 평가를 수행했다. 그 결과 안토시아닌 단독과 비교하여 모두 향상된 활성을 확인하였고, 이로써 나노복합체가 안토시아닌을 안정화하여 유효한 활성을 나타내는 것을 확인했다.

키워드 항산화, 안토시아닌, 후코이단, 이온복합체, 안토시아닌 안정성

03 아로니아 후코이단 나노복합체의 면역증강 효과

원제 The immune-enhancing effect of anthocyanin-fucoidan nanocomplex in RAW264.7 macrophages and cyclophosphamide-induced immunosuppressed mice

게재 J Food Biochem. 2021 Apr;45(4):e13631

요약 면역강화를 위해 개발된 아로니아-후코이단 나노복합체(AFNC)를 사용하여 면역활성 시험을 수행했다. 그 결과 In vitro 시험에서 IL-2, IL-6, 종양괴사인자(TNF)-α 및 산화질소(NO)의 생성을 유의하게 증가시켰고 쥐(mouse)를 통한 실험에서 IL-2, IL-6, TNF-α 및 산화질소의 생성이 증가하는 것이 확인되었다. AFNC가 면역결핍 관련 치료에 널리 적용할 가능성을 보여주었다.

키워드 면역증강 활성, IL-2, IL-6, 종양괴사인자(TNF)-α, 산화질소(NO)

04 안토시아닌의 안정성 향상

원제 Examination of molecular mechanism for the enhanced thermal stability of anthocyanins by metal cations and polysaccharides

게재 Food Chem. 2014 Jan 15;143:452-8

요약 중성 또는 약산성에서 안토시아닌의 안정성을 향상하기 위해 다양한 금속 양이온과 다당류를 첨가하는 연구를 수행했다. 안정성은 pH, 금속 양이온, 다당류 및 완충액의 종류에 따라 달라지지만, 결과적으로 알긴산이 C3G의 안정성을 향상시켰다.

키워드 금속 양이온, 다당류, Cyanidin-3-Glucoside(C3G), 안토시아닌 안정성

05 블랙커런트 중 안토시아닌은 펙틴과 결합해 존재

원제 Characterization of Anthocyanin-Bound Pectin-Rich Fraction Extracted from New Zealand Blackcurrant(*Ribes nigrum*) Juice

게재 ACS Food Sci. Technol. 2021, 1, 6, 1130-1142

요약 블랙커런트 주스의 펙틴과 결합하는 폴리페놀을 규명하기 위해 에탄올 침전을 분획하여 분석했다.

그 결과 단백질 및 폴리페놀은 펙틴 분획 중 두 번째 분획에 존재할 것으로 추정하여, 결합형 안토시아닌은 펙틴과 결합하는 것으로 보인다.

키워드 펙틴-폴리페놀 복합체, 블랙커런트, 안토시아닌 안정성, 펙틴

06 안토시아닌을 포함한 천연색소의 식품원료 개발 시 안정성 증대

원제 Natural Pigments: Stabilization Methods of Anthocyanins for Food Applications

게재 Compr Rev Food Sci Food Saf. 2017 Jan;16(1):180-198

요약 천연식품색소(Anthocyanins, Carotenoids, Betalains, Chlorophylls)의 생산 시장이 계속해서 성장하고 있으나, 합성색소에 비해 안정성이 낮아 식품의 가공, 보관, 상업화 과정에 탈색이 문젯거리가 되고 있다. 이를 해결하기 위해 최근 고분자물질, 페놀성 화합물, 금속 같은 안정화 성분을 첨가하여 안정화 연구를 수행 중이다. 항산화 활성이 뛰어난 것으로 알려진 안토시아닌을 안정화할 수 있는 새로운 물질을 개발한다면 부가가치가 높은 천연식품 안료가 될 수 있을 것이다.

키워드 천연색소, 안토시아닌 안정화 물질, 페놀, 고분자

07 알긴산 등의 음이온성 다당류는 안토시아닌의 추출을 촉진

원제 The Use of Anthocyanins of Black Currant and Polysaccharides in the Production of Sweet

게재 Dishes Biomedical & Pharmacology Journal2015 8(2),697

DOI(https://dx.doi.org/10.13005/bpj/815)

요약 알긴산 나트륨과 같은 음이온성 다당류는 안토시아닌의 추출을 촉진해 추출 수율을 증가시킨다. 이 결과를 감안하여 안토시아닌 제품을 제조한다면 항산화 활성을 유지하면서 색을 유지하는 제품을 개발할 수 있음을 제안한다.

키워드 안토시아닌, 추출률, 다당류, 카라기난, 알긴산, CMC

08 다당류의 산성 관능기가 안토시아닌 색소추출도 결정에 중요한 요소로 작용

원제 Influence of Polysaccharide Functional Groups on the Extraction Degree of Blackcurrant Anthocyanin Pigment

게재 J. Pharm. Sci. & Res. Vol. 10(3), 2018, 659-661

요약 카파-카라기난, 한천, 알긴산 나트륨, 카르복시메틸 셀룰로스 및 펙틴이 안토시아닌 추출에 미치는 영향을 연구했다.
추출 시 첨가된 모든 음이온성 다당류가 블랙커런트 안토시아닌 색소 추출의 점도를 증가시키는 것으로 나타났다. 이는 음전하성 산성 다당체가 안토시아닌 추출 수율을 증대시킴을 의미한다. 이를 기반으로 항산화 효과가 뛰어난 안토시아닌을 안정화하고 추출 수율을 증가시킨다면 효능이 뛰어난 안토시아닌 제품 개발에 도움을 줄 수 있을 것으로 예상된다.

키워드 안토시아닌, 추출률 증가, 다당류, 산성 작용기

Chapter 05

후코이단 관련 논문

01 갈조류 분리 후코이단의 B세포 림프종 항암 활성 효과

원제

Antitumor activity of fucoidan against diffuse large B cell lymphoma in vitro and in vivo

게재

Acta Biochim Biophys Sin 2015, 47(11), 925-931.

(https://10.1093/abbs/gmv094. Epub 2015 Sep 9)

요약

후코이단은 6종의 B세포 림프종들의 성장 억제 활성 평가와 같은 암세포들의 세포주기 평가에서 G0/G1기에 세포 성장이 멈추는 것을 확인하여 암세포의 사멸을 유도한다.

쥐에게 B세포 림프종을 이식하여 암을 발현시킨 실험에서 체중의 변화 없이 암의 크기와 무게가 유의하게 감소했다. 후코이단은 암세포 성장주기에 영향을 미쳐 암세포의 사멸을 유도하고 이를 통해 항암효과를 나타내는 것으로 확인되었다.

키워드

B세포 림프종, 세포사멸, in vivo, mouse

02 후코이단의 1차 삼출 림프종 억제 효과

원제

In vitro and in vivo anti-primary effusion lymphoma activities of fucoidan extracted from Cladosiphon okamuranus Tokida

게재

ONCOLOGY REPORTS 2017; 38: 3197-3204

요약

헤르페스바이러스(KSHV)에 의해 유발되는 삼출 림프종(PEL)은 체강의 림프종성 삼출액과 좋지 않은 예후를 특징으로 한다. 후코이단은 카포시 육종 관련 헤르페스바이러스에 감염된 PEL 세포주의 증식을 억제하고, 세포사멸을 유도한다. Xenograft SCID 마우스 모델에서 심각한 부작용을 최소화하며 PEL 세포의 증식과 복수의 발달을 효과적으로 억제하는 것으로 확인되었다.

키워드

1차 삼출 림프종, in vivo, mouse

03 후코이단의 폐암에 대한 항암 활성 효과

원제 Antitumor effect and molecular mechanism of fucoidan in NSCLC

게재 BMC Complement Med Ther. 2021 Jan 11;21(1):25

요약 후코이단을 처리하면 비소세포폐암 세포주에서 세포증식과 VEGF 생성을 억제했다. 세포사멸 실험에서도 현저히 암세포의 사멸을 유도했다. 쥐에게 비소세포폐암을 이식하여 암을 발현시킨 실험 시 암의 크기와 무게가 유의하게 감소했다. 그러므로 후코이단은 암세포의 특징인 신생혈관 생성을 억제하고 폐암 세포들의 사멸을 유도하여 폐암에 대한 항암효과를 나타낸다.

키워드 폐암, 세포사멸, in vivo, mouse

04 후코이단의 폐암에 대한 항암 활성 효능

원제 Fucoidan from Sargassum sp. and Fucus vesiculosus reduces cell viability of lung carcinoma and melanoma cells in vitro and activates natural killer cells in mice in vivo

게재 Int J Biol Macromol. 2011 Oct 1;49(3):331-6

요약 폐암 세포주인 Lewis Lung Carcinoma cell과 피부암 세포주인 Melanoma B16 cell에서 후코이단이 세포 성장을 억제했다. 쥐에 후코이단을 i.p로 투여한 결과 NK세포 활성이 현저히 증가했다. 그러므로 후코이단은 면역세포의 활성을 증가시켜 이를 통해 항암효과를 나타낸다.

키워드 폐암, 세포사멸, in vivo, mouse

05 후코이단의 유방암에 대한 항암 활성 효과

원제 Fucoidan inhibited 4T1 mouse breast cancer cell growth in vivo and in vitro via down regulation of Wnt/β-catenin signaling

게재 Nutr Cancer. 2013;65(3):460-8

요약 유방암 세포주를 이용한 실험에서 후코이단은 세포증식을 억제했고, 세포사멸을 유도했다. 유방암 세포 성장에 관여하는 물질인 β-catenin과 Wnt/β-Catenin 신호 발현도 효과적으로 억제했다. 유방암을 유발시킨 쥐의 암세포 또한 크기가 유의하게 감소했다. 그러므로 후코이단은 암세포의 성장을 억제하고, 세포사멸을 유도하는 효소를 활성화하여 유방암에 대한 항암효과를 나타낸다.

키워드 유방암, 세포사멸, in vivo, mouse

06 후코이단 나노입자의 골육종암에 대한 항암 활성 효과

원제 Cytotoxic effects of fucoidan nanoparticles against osteosarcoma

게재 Mar Drugs. 2013 Oct 30;11(11):4267-78

요약 골육종 세포주에서 나노입자 후코이단은 천연 후코이단보다 더 효율적으로 골육종 세포주의 세포사멸을 유도했다. 또한 골육종암 쥐 모델에서도 나노입자 후코이단이 암의 크기와 무게를 유의하게 감소시켜 더 강력한 효과를 나타냈다. Caco-2세포 수송 연구에서 나노입자 후코이단이 천연 후코이단보다 더 높은 흡수를 보였다. 이러한 결과는 나노입자 후코이단의 더 높은 생체 활성과 우수한 생체이용률이 잠재적으로 골육종에 대한 치료법 개발에 활용될 수 있음을 시사한다.

키워드 골육종, 세포사멸, in vivo, mouse

07 후코이단이 풍부한 해초추출물의 면역기능 개선 활성 효과

원제 A combined Phase I and II open-label study on the immunomodulatory effects of seaweed extract nutrient complex

게재 Biologics. 2011; 5: 45-60

요약 후코이단을 4주간 복용한 뒤 실험군은 부작용을 나타내지 않았다. 세포독성 T세포 수와 단핵구의 식세포 능력이 크게 증가하였고, 염증성 사이토카인 IL-6는 감소했다. 이러한 결과는 해초추출물 영양 복합체가 4주에 걸쳐 경구 복용했을 때 안전하며, 면역 조절제로서의 잠재력이 있음을 시사한다.

키워드 면역시스템, 대체의약품, in vivo, human

08 후코이단에 의한 면역력 상승을 통한 항암효과

원제 Fucoidan can function as an adjuvant in vivo to enhance dendritic cell maturation and function and promote antigenspecific T cell immune responses

게재 PLoS One. 2014 Jun 9;9(6):e99396

요약 후코이단을 쥐 복강 내에 주사하여 비장 수지상세포에 나타난 결과, DCs의 방어력 강화 단백질들의 발현을 유의하게 상승시켰고 이를 통해 DCs의 성숙을 유도한 것으로 확인되었다. 또한 IL-6, IL-12p40, TNF-α의 수치를 증가시켰다. 이러한 결과로 후코이단은 면역세포들의 활성과 성숙을 촉진하여 면역반응을 증진하고 암 치료에 유의한 효과를 나타내는 것으로 입증되었다.

키워드 면역증강, T cell, in vivo, mouse

09 후코이단 화합물 제제의 면역조절 효과

원제 In vitro and in vivo immunomodulatory effects of fucoidan compound agents

게재 Int J Biol Macromol. 2019 Apr 15;127:48-56

요약 갈조류에서 추출한 후코이단은 다양한 생물학적 활성을 나타낸다. 후코이단 화합물 제제는 RAW264.7세포를 증식시켰고 과립대식세포집락자극인자인 GM-CSF 및 TNF-α 분비를 강화했다. 게다가 BALB/c 마우스의 비특이적 면역 및 특이적 면역을 향상시켰다. 후코이단 화합물 제제는 In vivo에서 GM-CSF, TNF-α, IL-4 및 IL-10의 분비를 증가시켰다. 후코이단 화합물 제제가 면역 보조 강화제로서 개발 가능성이 있음을 확인했다.

키워드 면역조절 효과, in vivo, mouse

10 후코이단의 간암 세포증식 억제 및 사멸 유도 효과

원제 Fucoidan induces apoptosis and inhibits proliferation of hepatocellular carcinoma via the p38 MAPK/ERK and PI3K/Akt signal pathways

게재 Cancer Manag Res. 2020 Mar 9;12:1713-1723

요약 간암 세포주에 후코이단을 처리했을 때 암세포의 증식을 억제했다. 또한 암세포 내 Bax, Bcl-2의 발현을 증가시켜 세포사멸을 유도했다. 간암 세포주인 LM3 cell을 이식시킨 쥐에서 암세포의 크기와 무게가 유의하게 감소했다. 이러한 결과들을 통해 후코이단은 간암 세포의 증식을 억제하고 암세포의 사멸을 유도하여 이를 통해 항암효과를 나타내는 것으로 확인되었다.

키워드 간암, 세포사멸, in vivo, mouse

11 후코이단의 급성 전골수구성 백혈병 세포 성장 억제 효과

원제 Fucoidan Suppresses the Growth of Human Acute Promyelocytic Leukemia Cells In Vitro and In Vivo

게재 J Cell Physiol. 2016 Mar;231(3):688-97

요약 후코이단은 인간 급성 전골수구성 백혈병(APL) 세포인 NB4와 HL60에서 세포증식을 억제하고 세포사멸을 유도했다. 급성 전골수구성 백혈병 모델 쥐에서 후코이단의 경구 투여는 종양 성장을 상당히 지연했고 NK세포의 활성을 증가시켰다. 이러한 활성을 통해 특정 유형의 백혈병 치료에 유용한 약제로서 후코이단의 개발 가능성을 제시했다.

키워드 급성 전골수구성 백혈병, in vivo

12 후코이단의 인슐린 분비 촉진을 통한 항당뇨 및 췌장 보호 효과

원제 Effects of fucoidan on insulin stimulation and pancreatic protection via the cAMP signaling pathway in vivo and in vitro

게재 Mol Med Rep. 2015 Sep;12(3):4501-4507

요약 당뇨병 모델 쥐인 GK rat을 대상으로 후코이단을 섭취한 실험군은 대조군에 비하여 혈당수치 및 인슐린 수치가 감소했다. 또한 당뇨로 인한 췌장 조직의 변화를 정상 쥐 수준으로 억제했다. 이러한 결과로, 후코이단은 인슐린 분비 촉진 및 혈당 감소를 통해 췌장 조직의 지질화를 막고 당뇨에 효과가 있는 것으로 확인되었다.

키워드 당뇨, 췌장, in vivo, rat

13 후코이단의 당뇨병성 신장병 완화 효과

원제 Fucoidan mitigated diabetic nephropathy through the down regulation of PKC and modulation of NF-κB signaling pathway: in vitro and in vivo investigations

게재 Phytother Res. 2021 Apr;35(4):2133-2144

요약 당뇨병이 쥐의 체중을 감소시키지만, 다시마에서 추출한 황산화다당류(SPS) 및 억제제 치료가 체중뿐만 아니라 전체 체중에 대한 신장의 비율을 증가시켰다. 또한 혈청 생화학 분석에서 혈액요소질소와 혈청 크레아티닌 수치가 감소했다. 면역조직화학 및 Western blot 시험에 의해 검출된 PKC-α, PKC-β, P-selectin, NF-kB 및 p65의 발현 변화는 SPS가 PKC/NF-kB 경로를 통해 당뇨병성 신장질환을 조절함을 보여준다.

키워드 당뇨성 신장질환, in vivo, mouse

14 후코이단의 당뇨병과 관련된 당뇨병성 신장병 보호 효과

원제 Fucoidan exerts protective effects against diabetic nephropathy related to spontaneous diabetes through the NF-κβ signaling pathway in vivo and in vitro

게재 Int J Mol Med. 2015 Apr;35(4):1067-73

요약 당뇨병 모델 쥐에 후코이단을 섭취한 실험군은 혈당수치가 크게 감소했으며, 혈액요소질소와 혈청 크레아티닌 농도, 요단백 수치도 감소했다. 또한 Ⅳ형 콜라겐과 TGF-β1, Fibronectin 농도를 감소시켰고, 조직학적 분석으로 신장의 다양한 지표들이 상승했다. 이러한 결과로, 후코이단은 신장 염증 보호를 통해 혈당 및 요산 농도를 감소시켜 당뇨를 막고 이로 인해 발생되는 신장질환에 대해 유효한 것으로 확인되었다.

키워드 당뇨, 당뇨성 신장질환, in vivo, rat

15 산호로부터 분리된 후코이단의 항염증 활성 효능

원제 A fucoidan fraction purified from Chnoospora minima; a potential inhibitor of LPS-induced inflammatory responses

게재 Int J Biol Macromol. 2017 Nov;104(Pt A):1185-1193

요약 RAW 264.7세포에서 후코이단 분획물을 처리하는 LPS에 의해 증가된 COX-2, iNOS 발현을 감소시켰고, PGE2와 NO 생성을 억제했다. 이러한 결과들을 통해 산호로부터 분리된 후코이단은 효과적으로 염증 발현을 줄여 항염증 반응을 증진시키는 데 도움을 주는 것으로 확인되었다.

키워드 Lipopolysaccharide, 산호, in vivo, Zebrafish

16 후코스 고함유 후코이단의 항염증 효과

원제 In vitro and in vivo anti-inflammatory activities of a fucose-rich fucoidan isolated from Saccharina japonica

게재 Int J Biol Macromol. 2020 Aug 1;156:717-729

요약 후코이단은 LPS가 유발된 RAW 264.7세포와 Zebrafish에서 강력한 항염 효과를 나타냈다. 또한 TNF-α, IL-1β, IL-6를 포함하는 산화질소 및 사이토카인의 생성을 감소시켰다. LPS에 노출된 Zebrafish에서 세포사멸률과 NO 및 ROS 생성을 감소시켜 상당한 보호 효과가 있는 것을 확인했다.

키워드 항염 작용, in vivo, Zebrafish

17

후코이단 분획의 분리 및 정제 : 후코이단의 항염증 효과

원제 Isolation and purification of fucoidan fraction in Turbinaria ornata from the Maldives; Inflammation inhibitory potential under LPS stimulated conditions in in vitro and in vivo models

게재 Int J Biol Macromol. 2019 Jun 15;131:614-623

요약 터비나리아 오나타 추출물에서 정제된 후코이단 분획물(F10)은 RAW 264.7세포에서 NO 생성을 억제하였고, iNOS, COX-2 및 PGE2 level을 포함한 전염증성 사이토카인을 하향 조절했다. 또한 제브라피시 배아 모델에서 NO와 ROS 발현을 감소시켰다. 결론적으로 후코스 함유 황산화 다당류는 잠재적인 항염증 활성을 나타낸다.

키워드 Inflammation inhibitory, in vivo, Zebrafish

18 후코이단의 항관절염, 항산화 효능

원제 In vitro and in vivo evaluation of antiarthritic, antioxidant efficacy of fucoidan from Undaria pinnatifida(Harvey) Suringar

게재 Int J Biol Macromol. 2017 Apr;97:468-480

요약 DPPH 소거, 질소산화물 억제, 하이드록실 소거, 철 킬레이트 분석과 아스코르브산 당량 환산력 및 총 항산화 능력은 후코이단이 우수한 항산화제임을 시사한다. 또한 관절염 유발 쥐에서 실질적인 개선 효과가 관찰되었다. 따라서 후코이단이 산화스트레스, 부종 및 관절염 매개 염증을 효과적으로 제거할 수 있는 잠재적인 항산화제로 전망된다.

키워드 항관절염, 항염, in vivo, mouse

19 후코이단의 LPS 유발 염증 억제 효과

원제 Fucoidan inhibits LPS-induced inflammation in vitro and during the acute response in vivo

게재 Int Immunopharmacol. 2017 Feb;43:91-98

요약 후코이단이 P. gingivalis에서 생성한 LPS를 주사한 마우스의 치은 조직에서 치은염, 염증성 사이토카인 발현 및 호중구 동원을 억제하는 것을 확인했다. 흥미롭게도 후코이단은 P. gingivalis에 감염된 치주염 마우스 모델에서 염증성 사이토카인의 발현을 억제하지 않았다. 따라서 후코이단이 생체 내에서 제한된 항균 효과와 함께 항염 효과를 발휘한다고 결론을 내렸다.

키워드 항염, 치주염, 대사증후군, in vivo, mouse

20 후코이단의 항고지혈증 활성 효과

원제 Structure and hypolipidaemic activity of fucoidan extracted from brown seaweed Sargassum henslowianum

게재 Nat Prod Res. 2015;29(5):411-5

요약 고지방 식이로 간 내 지방 축적만을 유도한 쥐(대조군)와 고지방 식이와 더불어 후코이단 분획물을 섭취한 실험군의 경우 대조군에 비해 체중이 적게 증가하였고, 간의 무게는 감소했다. 이러한 결과들을 통해 후코이단은 혈액 내 혈장 지질의 수치를 낮추어 항고지혈증 효과가 있는 것으로 확인되었다.

키워드 혈중지질농도, in vivo, mouse

21 인지장애에 대한 후코이단의 보호 효과

원제 Protective effects of fucoidan on Aβ 25-35 and D-gal-induced neurotoxicity in PC12 cells and D-Gal-induced cognitive dysfunction in mice

게재 Mar Drugs. 2017 Mar 16;15(3):77

요약 후코이단은 Aβ와 D-galactose로 손상된 PC12세포의 생존능력을 증가시켰고, 사멸하는 세포의 수를 줄게 했다. 또한 항산화 활성이 증가하는 요인인 SOD, GSH의 분비가 많아지게 했다. 신경세포의 사멸 억제로 생존능력을 증가시킬 뿐만 아니라 분화를 촉진하여 기억능력과 인지능력을 끌어올렸다. 이를 통해 신경퇴행성 질환에 신경 보호 효과가 있는 것으로 확인되었다.

키워드 알츠하이머, 인지능력 개선, in vivo, mouse

22 갈조류 분리 후코이단의 간 보호 효과

원제 In vitro biological activities and in vivo hepatoprotective role of brown algaeisolated fucoidans

게재 Environ Sci Pollut Res Int. 2021 Apr;28(16):19664-19676

요약 간암 세포에 대한 항산화 효과와 세포독성 활성은 FSP보다 FCS에서 더 높았다. 또한 in vivo 데이터는 두 용량 모두에서 FCS 투여가 간 기능을 유의하게 개선하고 조직학적 변화, 간 염증 및 파라세타몰 섭취 후 산화스트레스를 완화했음을 보여주었다. 후코이단이 항염, 항소화효소 활성, 항산화, 항암, 간 보호 효과가 있다는 결론이다.

키워드 항산화제, 항염증, 간 보호 역할, in vivo, rat

23 후코이단의 자외선으로 인한 피부 손상 억제 및 보호 효과

원제 Protective effect of a fucose-rich fucoidan isolated from Saccharina japonica against ultraviolet B-induced photodamage in vitro in human keratinocytes and in vivo in zebrafish

게재 Mar Drugs. 2020 Jun 15;18(6):316

요약 후코이단은 UVB로 손상된 HaCaT세포의 ROS 수치와 피부세포 사멸 비율을 유의하게 완화했고, 사멸을 유도하는 단백질들의 분비를 억제했으며, 피부세포의 생존능력을 증가시켰다. 이러한 결과를 통해 후코이단은 다양한 경로로 UVB로부터 발생하는 피부 손상을 억제하고, 자외선으로 인한 피부 손상을 보호하는 효과가 있는 것으로 확인되었다.

키워드 활성산소, 자외선, in vivo, Zebrafish

Chapter

06

아로니아추출물 관련 논문

01 아로니아추출물의 활성산소 제거를 통한 항돌연변이 활성

원제 Antimutagenic activity of anthocyanins isolated from Aronia melanocarpa fruits

게재 Cancer Lett. 1997 Oct 28;119(1):37-46

요약 시험관(in vitro)에서 배양한 인간 혈액 유래 림프구의 돌연변이시험(SCE)에서 아로니아추출물(C3G-complex)이 있을 때 benzo(a)pyrene 유발된 돌연변이 수치가 유의하게 감소했다. 또한 인간 과립구가 Superoxide radical을 생성하고 방출하는 것을 현저히 억제했다. 이 결과는 아로니아추출물이 돌연변이원을 활성화하는 효소를 억제하고 돌연변이세포를 복구할 뿐만 아니라 활성산소를 제거하여 항돌연변이 활성이 있음을 시사한다.

키워드 항암, 항돌연변이, 안토시아닌, in vitro

02 아로니아추출물의 암 신생혈관 생성 억제 효과

원제 Effect of anthocyanins from Aronia melanocarpa Eliot skin angiogenesis reaction in mice

게재 Przegl. Wojsk.-Med, 2002, 44 (2), 123-127, ISSN 1507-0603

요약 신생혈관 생성(Angiogenesis)은 특히 고형 종양이 생성될 때 내재적으로 발생하는 과정이다. 가장 가까운 혈관에서 새로운 혈관이 형성되어 가지를 내고 종양 속으로 뻗어 들어간다. 실험 결과, 아로니아추출물은 암의 성장에 필요한 신생혈관의 생성을 289% 억제했다.

키워드 암 혈관 생성 억제 효과, in vivo, mouse

03 아로니아 주스의 발암물질 생성 억제 효과

원제 Effect of food products on endogenous generation of N-nitrosamines in rats

게재 Br J Nutr. 1997 Aug;78(2):335-45

요약 내인성 니트로사민의 전구체로 아미노피린+소디움 니트리트(APSN)를 사용하여 아로니아 과일주스가 발암물질인 니트로사민 생성을 억제하는 효능이 있는지 실험했다. 혈액 및 간 수치에서 아로니아 과일주스에 의해 N-nitrosamine 형성을 억제하는 효과를 나타냈다. 또한 혈청 글루탐옥살로아세트 트랜스아미나아제, 글루탐피루빅 트랜스아미나아제, 요산 감소, 간세포의 지질농도 감소를 통해 그 효과가 확인되었다.

키워드 항암, 니트로사민, 발암물질, 암 예방 효과, in vivo, rat

04 아로니아추출물의 폐암 발생 억제 효능

원제 Inhibition of lung tumor development by berry extracts in mice exposed to cigarettes smoke

게재 Int J Cancer. 2012 Nov 1;131(9):1991-7

요약 흡연 및 식이요법은 암 역학에서 중요하다. ICR 마우스를 출생 당시부터 4개월간 흡연에 노출시키고 이유기 이후부터 7개월간 아로니아추출물을 희석한 물을 식수로 공급했다. 아로니아추출물을 섭취한 후 흡연에 의한 체중 감소, 세포유전 손상, 간변성, 폐기종, 폐샘종이 억제되었다.

키워드 흡연, 폐암, 베리류, in vivo, rat

05 아로니아추출물의 췌장암 항암작용 증진 효과

원제 Cytotoxicity of gemcitabine enhanced by polyphenolics from Aronia melanocarpa in pancreatic cancer cell line AsPC-1

게재 J Clin Pathol. 2014 Nov;67(11):949-54

요약 인간 췌장세포주인 AsPC-1에서 아로니아추출물이 세포사멸 유발 효과가 있는지, 대표적인 항암제인 Gemcitabine과 병용 시 세포독성이 증강되는지 시험했다. 그 결과 아로니아추출물 1μg/ml 농도에서 세포사멸이 일어나는 것을 확인했다. 또한 Gemcitabine 단독 처리 시보다 아로니아추출물과 병용 처리 시 더 효과적이었다. 이 결과는 아로니아추출물과 같은 미량 영양소 사용 시 항암화학요법(Gemcitabine)의 효과가 증대될 수 있음을 보여준다.

키워드 췌장암, 항암화학요법, 세포독성, In vitro

06 아로니아추출물의 자궁경부 종양에 대한 효과

원제 Antioxidant activities of chokeberry extracts and the cytotoxic action of their anthocyanin fraction on HeLa human cervical tumor cells

게재 J Med Food. 2012 Aug; 15(8): 700-706

요약 아로니아추출물은 HeLa 인간 자궁경부 종양세포의 증식을 억제하고 48시간의 치료 후 암세포 미토콘드리아 내 활성산소의 발생을 증가시켜 항암효과가 있음을 시사했다. 이러한 결과는 식품의 품질 및 질병 예방에 관한 산업에서 중요할 수 있다.

키워드 자궁경부 종양, 폴리페놀, 프로시아니딘, 안토시아닌, 항암효과, in vitro

07 아로니아추출물과 커큐민의 뇌종양에 대한 효과

원제 Induction of apoptosis and reduction of MMP gene expression in the U373 cell line by polyphenolics in Aronia melanocarpa and by curcumin

게재 Oncol Rep. 2012 Oct;28(4):1435-42

요약 악성 뇌종양은 드물지만 치료하기 어려운 유형이다. 아로니아추출물 또는 커큐민을 악성 교모세포종인 Glioblastoma 세포주(U373)에 48시간 처리했다. 그 결과, 두 물질 모두 세포사멸을 유도함으로써 항암 효과가 있었고, MMP(Matrix metalloproteinase, 구조단백질 분해 효소) 유전자발현을 감소시킴으로써 침범을 억제할 수 있음을 시사한다.

키워드 뇌종양, 커큐민, 유전자발현 감소, in vitro

08 아로니아추출물의 백혈병 세포사멸 유도를 통한 항암효과

원제 Aronia melanocarpa juice induces a redox-sensitive p73-related caspase 3-dependent apoptosis in human leukemia cells

게재 PloS One. 2012, 7(3), e32526

요약 급성 림프구성 백혈병 Jurkat 세포주에서 아로니아추출물은 세포주기 정지와 관련하여 세포증식 및 세포사멸을 유도했다. 또한 다른 인간 림프구성 백혈병 세포(HSB-2, Molt-4, CCRF-CEM)와 인간 일차 림프구성 백혈병 세포에서 강한 세포사멸을 보인 반면, 정상 인간 일차 T림프구에서는 효과가 없었다. 아로니아추출물이 Lymphoblast(림프아구) 유래 종양세포만 선택적으로 표적화하여 급성 림프구성 백혈병에 항암효과가 있음을 시사한다.

키워드 백혈병, 폴리페놀, 항돌연변이, 항암, in vitro

09 아로니아추출물의 유방암 환자에 대한 면역조절 활성 평가

원제 Evaluation of the immunomodulatory activity of Aronia in combination with apple pectin in patients with breast cancer undergoing postoperative radiation therapy

게재 Folia Med (Plovdiv). 2002, 44(1-2), 22-25

요약 수술 후 방사선치료를 받고 있는 유방암 환자에게 사과 펙틴과 아로니아추출물을 병용 투여하여 면역 활성을 평가했다. 42명의 여성을 대상으로 수술 후 방사선 조사 동안 매일 2회 펙틴 15g과 아로니아농축액 20ml을 섭취하게 했다. 그리고 유방암에 걸린 25명의 여성을 대조군으로 비교했다. 그 결과, 사과 펙틴과 아로니아추출물을 복용한 환자의 CD4, CD8 T세포 수가 유의하게 증가했다.

키워드 유방암, 방사선치료, 사과식이섬유, 면역조절, in vivo, human

10 유방암 환자의 혈액 혈소판 내 산화스트레스에 대한 아로니아추출물의 효과

원제 Effects of the commercial extract of aronia on oxidative stress in blood platelets isolated from breast cancer patients after the surgery and various phases of the chemotherapy

게재 Fitoterapia. 2012 Mar;83(2):310-7

요약 본 연구는 in vitro 상에서 Amelanocarpa 추출물(Aronox)의 존재하에 다양한 단계의 항암화학요법을 받았거나 수술을 받은 유방암 환자에게서 분리한 혈액 혈소판 내 글루타치온 또는 단백질 내 카포닐 그룹 및 3-nitrotyrosine을 측정함으로써 산화스트레스를 평가했다. In vitro 시스템에서 아로니아추출물이 항산화 작용을 통해 침습적 유방암 환자의 산화스트레스를 유의하게 감소시켰고 항산화효소 GSH는 증가했다.

키워드 항암화학요법, 유방암, 산화스트레스, 항산화 효과, in vitro

11 아로니아추출물의 암환자 보호 효과

원제 Chemotherapy modulates the biological activity of breast cancer patients plasma: the protective properties of black chokeberry extract

게재 Food Chem Toxicol. 2013 Mar;53:126-32

요약 아로니아추출물은 In vitro 시스템에서 수술 및 다양한 단계의 항암화학요법을 받은 유방암 환자의 혈장 내 산화/질소 스트레스 및 혈류 정지를 유의하게 감소시켰다. 연구 결과, 아로니아추출물이 유방암 환자의 산화스트레스와 혈류 정지를 예방하는 새로운 천연 항산화물질로 간주될 수 있음을 시사한다.

키워드 유방암, 항암화학요법, 산화스트레스, 천연 항산화물질, in vitro

12 아로니아추출물의 대장암 세포 내 종양억제물질 증가 효과

원제 Up-regulation of tumor suppressor carcinoembryonic antigen-related cell adhesion molecule 1 in human colon cancer Caco-2 cells following repetitive exposure to dietary levels of a polyphenol-rich chokeberry juice

게재 J Nutr Biochem. 2007 Apr;18(4):259-71

요약 아로니아 주스에 의해 Caco-2세포는 G(2)/M 세포주기 정지가 일어나고 세포증식이 억제되었다. 대다수의 초기 선종과 암종에서 발현이 감소하는 것으로 알려진 종양억제자 암배아항원 관련 세포부착분자 1(CEACAM1)은 mRNA와 단백질 수준 모두 초크베리 주스에 의해 상향 조절되었다.

키워드 대장암, 종양억제물질, 폴리페놀, in vitro

13 안토시아닌이 풍부한 베리 추출물의 바이오마커 억제 효과

원제 Anthocyanin-rich extracts inhibit multiple biomarkers of colon cancer in rats

게재 Nutr Cancer. 2006;54(1):84-93

요약 대장암 발암물질 Azoxymethane을 처리한 수컷 대장암 생쥐의 다양한 바이오마커를 평가함으로써 안토시아닌이 풍부한 추출물(ARE)의 화학예방 활성을 조사한 결과, 투여된 군의 대장 이상함몰점수가 감소하였으며 대변 담즙산이 유의하게 줄어들었다. 이 결과는 대장암 발생에 대한 ARE의 보호 효과를 시사한다.

키워드 안토시아닌, 대장암, 항암, 베리 추출물, in vivo, rat

14 아로니아추출물의 대장암세포 세포주기 차단 효과

원제 Anthocyanin-rich extract from Aronia meloncarpa E induces a cell cycle block in colon cancer but not normal colonic cells

게재 NutrCancer. 2003;46(2):186-96

요약 아로니아추출물 50mg/ml를 24시간 노출시켰을 때 인간 HT-29 대장암세포의 성장이 억제되었으며, G1/G0 및 G2/M 세포주기가 차단되었다. 세포주기 정지는 p21WAF1 및 p27KIP1 유전자의 발현 증가와 사이클린 A 및 B 유전자의 발현 감소와 일치했다. 또한 NCM460 정상 결장세포는 50mg/ml 처리 시 10%의 성장 억제를 나타냈다.

키워드 대장암, 아로니아추출물, 세포주기 차단, in vivo

15 아로니아추출물의 대장암 증식 억제 효과

원제 Aronia melanocarpa Elliot anthocyanins inhibit colon cancer by regulating glutamine metabolism

게재 Food bioscience 2021, 40, 100910

요약 아로니아 안토시아닌 추출물은 Caco-2세포(대장암 세포주)의 성장을 농도 의존적으로 억제했다. 또한 In vivo 평가로 대장암 발암물질을 처리한 수컷 대장암 mouse에 4개월간 65마리에게 아로니아추출물을 고농도(40mg/kg)와 저농도(20mg/kg)로 나눠 섭취하게 한 후 다양한 바이오마커를 비교한 결과, 대조군에 비해 실험군의 대장암 세포의 크기가 현저히 감소하였고, 대식세포의 활성을 억제했으며, GDH(글루타민 대사회로 유입 효소, 글루타민은 암세포의 영양분)와 이에 연관된 단백질들의 활성 또한 유의하게 억제했다. 이러한 결과를 종합해 보았을 때 아로니아추출물은 암세포의 영양 공급원 차단 및 증식의 억제를 통해 대장암에 대한 항암효과를 나타낸다.

키워드 안토시아닌, 대장암, 항암, in vivo, mouse

16 현재 알려진 약용식물 아로니아의 효능

원제 Current knowledge of Aronia melanocarpa as a medical plant

게재 Folia Med(Plovdiv). 2006;48(2):11-7

요약 아로니아 과일은 주로 안토시아닌(시아니딘의 glycoside)이 많은 페놀 물질이 가장 풍부한 식물 자원 중 하나이다. 아로니아추출물이 Type A 인플루엔자 바이러스에 대한 항바이러스 활성 및 In vitro에서 Staphylococcus aureus 및 Escherichia coli에 대한 정균작용(Bacteriostatic activity)뿐만 아니라 쥐에서 뛰어난 항염증 효과 및 간, 위장 보호 효과가 있음을 증명했다. 또한 아로니아추출물이 당뇨환자와 Streptozotocin-당뇨 쥐에서 탄수화물 대사를 정상화하고 인간 림프구 배양 및 유방암 환자에게서 In vitro 항돌연변이 활성을 하여 뚜렷한 면역조절을 한다.

키워드 바이러스, 감기, in vivo, in human

17 포도막염에 대한 아로니아추출물의 항염증 효과

원제 Anti-inflammatory effects of aronia extract on rat endotoxin-induced uveitis

게재 Invest Ophthalmol Vis Sci. 2005 Jan;46(1):275-81

요약 높은 수치의 폴리페놀 화합물이 있는 아로니아추출물은 In vitro와 In vivo에서 항산화 효과가 있음이 보고되었다. 또한 항염증 효과를 명확히 밝히기 위해 In vitro에서 대식세포주(RAW264.7)에 BCE(Black Chokeberry fruit Extract)를 처리했을 때의 inducible nitric oxide synthase(iNOS) 및 Cyclooxygenase(COX)-2의 내독소 유발 발현을 조사했다. 그 결과, 아로니아추출물을 처리한 군의 수양액 내 염증세포 수, 단백질 농도, NO, PGE2, TNF-α의 수치는 용량에 의존적으로 유의하게 감소했다. 또한 BCE의 항염증 효과는 Quercetin이나 안토시아닌보다 더 강력했고, LPS 유발 iNOS 및 COX-2 단백질 발현을 농도 의존적인 방식으로 억제한 것으로 보아 아로니아추출물이 항안구염증 효과가 있음을 시사한다.

키워드 포도막염, in vivo, rat

18 C3G의 인지기능 개선 효과

원제 Metformin and cyanidin 3-O-galactoside from Aronia melanocarpa synergistically alleviate cognitive impairment in SAMP8 mice

게재 Food Funct. 2021 Nov 1;12(21):10994-11008

요약 아로니아로부터 분리된 C3G가 Metformin(당뇨병 치료제)과 병용했을 때 나타내는 인지 개선 능력 활성의 시너지 효과를 확인하고자 했다. 알츠하이머 동물 모델을 대상으로 Donepezil(알츠하이머 치료제) 투여 그룹, Metformin 투여 그룹, C3G 투여 그룹, Metformin과 C3G 복합 투여 그룹으로 나눈 뒤, 쥐의 공간학습 능력 및 기억 능력을 측정하기 위해 모리스 수중미로와 Y미로, Open field test를 수행했다. 그 결과, 아로니아추출물로부터 정제된 C3G는 기존 알츠하이머 치료제인 Donepezil에서 나타나는 부작용 없이 Metformin과의 상승작용을 통해 알츠하이머와 관련된 의약품을 개발할 때 가능성이 있음을 확인했다.

키워드 항알츠하이머, 인지기능 강화, 신경세포 보호, C3G, in vivo, mouse

19

아로니아 성분의 인플루엔자 바이러스에 대한 항바이러스 활성 효과

원제

Aronia melanocarpa and its components demonstrate antiviral activity against influenza viruses

게재

Biochem Biophys Res Commun. 2013 Oct 11;440(1):14-9

요약

인플루엔자 바이러스는 전 세계적으로 인류에 대한 전염성이 매우 높다. 하지만 백신의 항원 부적합성과 현재 사용 가능한 항바이러스 약제에 내성을 갖는 바이러스의 출현 때문에 새로운 광범위 항인플루엔자 제제의 개발이 시급하다. 볏볏 폴리페놀 성분을 포함하는 다년생 관목의 열매인 아로니아가 Oseltamivir(타미플루)-내성 바이러스 아형에 대해 In vitro, In vivo 효능이 있음을 보고했다. 아로니아추출물은 Ellagic acid 및 Myricetin 두 성분 덕분에 항인플루엔자 활성을 갖는다.

키워드

in vivo, mouse

20 아로니아 레몬주스 혼합물의 콜린에스터레이즈 억제와 항독성 효과

원제 Phytochemical profile of a blend of black chokeberry and lemon juice with cholinesterase inhibitory effect and antioxidant potential

게재 Food Chem. 2012 Oct 15;134(4):2090-6

요약 기존 보고서들이 아로니아와 레몬주스 혼합물이 잠재적으로 건강에 이점이 있음을 시사했으므로 본 연구에서는 아로니아 농축액을 레몬주스에 섞었다. 이 새로운 혼합물의 식물화학적 구성, 항독성 효과(DPPH, 슈퍼옥사이드, 하이드록실 라디칼, 차아염소산 제거), 콜린에스터레이즈를 억제하는 효과를 확인했다. 그 결과, 레몬주스의 차아염소산 활성이 더 높았던 것을 제외하면 모든 실험 방법에서 이 새로운 음료의 항독성 효과가 아로니아 및 레몬주스보다 더 높았다. 또한 아세틸콜린에스터레이즈 및 부틸콜린에스터레이즈를 더 억제했으며 각각의 대조군보다 항산화 효과가 더 컸다.

키워드 잠재적 항산화제, 콜린에스터레이즈 억제제, in vitro

21 아로니아추출물 중 안토시아닌의 항알츠하이머 활성 효과

원제 Isolation of neuroprotective anthocyanins from black chokeberry(Aronia melanocarpa) against amyloid-β-induced cognitive impairment

게재 Foods. 2020 Dec 29;10(1):63

요약 아밀로이드-β(축적 시 신경염증으로 인한 신경세포 사멸)를 이용하여 신경 손상을 유발한 쥐를 모델로 아로니아로부터 정제한 안토시아닌을 한 달간 뇌실주사로 투여했다. 쥐의 공간학습 능력 및 기억 능력을 측정하기 위해 모리스 수중미로 검사를 수행했다.

그 결과, 아로니아로부터 정제한 안토시아닌을 투여받은 실험군이 대조군과 비교하여 단기 및 장기기억 능력 수치, 전반적인 학습 능력이 높게 평가되었다. 아밀로이드-β에 의한 손상에도 실험군의 뇌의 해마(기억력, 감정 담당) 내 생존한 신경세포의 수가 대조군에 비하여 현저히 많았다.

이러한 결과를 종합해 볼 때 아로니아추출물로부터 정제된 안토시아닌이 신경염증으로부터 보호 효과를 나타내고, 기억력과 학습력의 증진 효과가 있어 알츠하이머와 관련된 의약품을 개발할 때 아로니아의 가능성이 확인되었다.

키워드 항알츠하이머, 인지기능 강화, 신경세포 보호, 안토시아닌, in vivo, rat

22 아로니아 에탄올추출물의 신경세포 보호 효과

원제 Effect of black chokeberry on skeletal muscle damage and neuronal cell death

게재 J Exerc Nutrition Biochem. 2019 Dec 31;23(4):26-31

요약 아로니아 에탄올추출물이 산화스트레스로 인한 신경세포 사멸을 억제하여 나타나는 신경세포 보호 효과를 확인하기 위해 과산화수소(외부적 산화스트레스)와 β-아밀로이드(신경염증으로 인한 신경세포 사멸 요인)로 뇌의 노화가 유발된 쥐에 아로니아 에탄올추출물을 섭취하게 한 후 결과를 관찰했다. 그 결과, 과산화수소로 유발된 L6 cell(근육세포)의 세포사멸이 감소했으며, 1차 신경세포 염증발현인자들의 수치를 현저히 떨어뜨렸다. 이러한 활성을 나타내는 유효성분을 확인하기 위하여 성분 분석을 진행한 결과, 글루시톨과 D-만니톨이 다량 함유된 아로니아 에탄올추출물이 신경염증으로 인한 신경세포 사멸을 억제하여 신경보호 효과를 나타내는 것으로 확인되었다.

키워드 항치매, 골격근 강화, 신경세포 보호, in vivo, rat

23 아로니아추출물의 항신경염증 효과

원제 Anti-neuroinflammatory effects of ethanolic extract of black chokeberry(*Aronia melanocapa L.*) in lipopolysaccharide-stimulated BV2 cells and ICR mice

게재 Nutr Res Pract. 2018 12(1), 13-19

요약 아로니아추출물에 포함된 Quinic acid(기나산, 퀸산)가 나타내는 신경보호 활성을 평가하기 위해 염증 유발 모델 쥐로부터 mRNA 수준에서 염증을 발현시키는 요소인 iNOS, Cyclooxygenase2(COX-2), Interleukin1 beta와 Tumor necrosis factor alpha를 측정했다. 그 결과, 아로니아추출물은 BV2 세포주에서 NO 생성을 억제하고 LPS로 유도된 염증 모델 쥐의 해마에서 iNOS, COX-2, TNF-α의 수치를 현저히 감소시키는 것으로 확인되었다. 이러한 활성을 나타내는 주성분은 Quinic acid로 신경퇴행성질환인 알츠하이머 치료제로서의 가능성을 나타냈다.

키워드 뇌신경 보호, 신경세포 보호, 항염증, in vivo, mouse

24 아로니아 다당체의 신호전달경로 및 장내미생물 조절을 통한 마우스의 염증과 노화 개선 효과

원제 Aronia melanocarpa polysaccharide ameliorates inflammation and aging in mice by modulating the AMPK/SIRT1/NF-κB signaling pathway and gut microbiota

게재 Sci Rep. 2021 Oct 18;11(1):20558

요약 아로니아 열매에 존재하는 다당체가 항염증 활성과 장내 유익균 비율 증가 활성을 통하여 나타내는 뇌조직의 노화 지연 또는 억제 효과를 확인하기 위해서 D-gal(D-galactose)로 뇌의 노화를 유발하고 아로니아 다당추출물을 6주간 저농도, 고농도로 섭취시킨 후 결과를 관찰했다. 아로니아 다당추출물을 섭취한 쥐는 그렇지 않은 쥐에 비해 성장 비율 감소폭이 낮았다. 또한 공간지각능력, 기억력 테스트에서도 아로니아 다당추출물을 섭취한 실험군이 더 높은 점수를 나타냈다. 이 결과는 해마 조직의 AChE(Acetlycholonesterase, 신경전달물질 분해효소) 수치로 재검증되었다. 또한 노화의 다른 원인인 산화스트레스로 인해 나타나는 생물학적 지표들(MDA, SOD, CAT 등)의 뇌조직 내 수치를 농도 의존적으로 현저히 감소시켰고, 신경염증을 유발하는 단백질인 NF-κB와 이의 인산화조절인자인 IκB-α의 발현 또한 억제했다. 이러한 결과들을 종합해 볼 때 뇌신경 노화에 관련된 의약품을 개발함에 있어 아로니아의 가능성을 제시했다.

키워드 신경 노화, 항산화, 항염증, 장내미생물, in vivo, mouse

25 아로니아 주스의 인지능력 및 운동능력 개선 효과

원제 Aronia melanocarpa(Michx.) Elliot fruit juice reveals neuroprotective effect and improves cognitive and locomotor functions of aged rats

게재 Food Chem Toxicol. 2019 Oct;132:110674

요약 폴리페놀이 풍부한 아로니아 주스가 신경섬유의 밀도를 증가시켜 신경보호 활성을 나타내고 이로 인한 인지능력 및 운동기능의 개선 효과를 확인하기 위해 건강한 수컷 쥐에게 105일간 아로니아 주스를 섭취하게 했다. 그 결과, 아로니아 주스를 섭취한 실험군이 대조군에 비해 활동성 테스트에서 수직운동 횟수가 증가하였고, 매일 진행한 반복적 회피능력 테스트에서 대조군에 비해 회피하는 횟수가 늘어났다. 또한 뇌의 해마 내 신경섬유의 밀도를 증가시켰다. 이러한 결과들을 통해 기억력 개선 의약품을 개발할 때 아로니아 주스의 가능성을 제시했다.

키워드 신경보호, 노화, 인지능력 개선, 운동기능 개선, in vivo, rat

26 아로니아추출물의 콜레스테롤 감소와 적혈구 유동성 증가

원제 In vivo influence of extract from Aronia melanocarpa on the erythrocyte membranes in patients with hypercholesterolemia

게재 Med Sci Monit. 2012 Sep;18(9):CR569-74

요약 고콜레스테롤혈증은 적혈구막의 콜레스테롤 농도를 증가시켜 적혈구막의 유동성과 변형성을 감소시킨다. 고콜레스테롤혈증 환자가 2개월간 아로니아추출물을 복용했을 때 콜레스테롤 농도, 지질과산화, 막 유동성, 티올기(Thiol group) 수치, 적혈구 내 ATPase 활성에 어떤 영향이 있는지 평가했다. 약제 치료를 받지 않은 고콜레스테롤혈증 환자 25명과 대조군의 건강한 환자 20명을 대상으로 아로니아 복용 전과 1, 2개월 후의 혈액 샘플을 채취했다. 2개월간 아로니아추출물을 복용했을 때 콜레스테롤 농도와 지질과산화가 감소했으며, 막 유동성이 증가했다. 이러한 결과는 아로니아추출물이 적혈구 유동성에 긍정적인 효과가 있음을 보여준다.

키워드 고콜레스테롤혈증, in vivo, human

27 아로니아추출물의 혈소판 슈퍼옥사이드 생성 및 응집 효과

원제 Effects of novel plant antioxidants on platelet superoxide production and aggregation in atherosclerosis

게재 J Physiol Pharmacol. 2006 Dec;57(4):611-26

요약 In vitro 실험 결과, 슈퍼옥사이드가 혈소판 기능을 조절하는 역할을 할 수 있음이 밝혀졌지만 혈소판 슈퍼옥사이드 생성과 응집 간 관계는 여전히 밝혀지지 않았다. 따라서 유의한 심혈관계 위험인자(고혈압, 고콜레스테롤혈증, 흡연, 당뇨)를 지닌 대상자와 대조군에서 혈소판 내 슈퍼옥사이드 생성 및 응집을 연구하고 또한 아로니아추출물의 혈소판 기능에 대한 효과를 연구했다. 그 결과, 아로니아추출물은 심혈관계 위험인자가 있는 환자들에서만 유의하게 농도 의존적으로 슈퍼옥사이드 생성을 감소시켰으며, 두 연구군 모두에서 유의하게 농도 의존적으로 항응집효과를 나타냈는데 이러한 효과가 슈퍼옥사이드 생성을 조절하는 능력에 독립적임을 시사했다.

키워드 항혈소판 효과, ex vivo

28 아로니아추출물과 스타틴의 심혈관계 위험 표지 감소 효과

원제 Combination therapy of statin with flavonoids rich extract from chokeberry fruits enhances reduction in cardiovascular risk markers in patients after myocardial infraction

게재 Atherosclerosis. 2007 Oct;194(2):e179-84

요약 심근경색에서 생존한, 적어도 6개월간 스타틴 치료를 받은 44명의 환자(여성 11명, 남성 33명, 평균 66세)에게 6주간 아로니아추출물을 복용하는 군과 플라시보군으로 무작위 배정하여 분석했다. 그 결과, 플라시보와 비교했을 때 아로니아추출물은 혈청 8-isoprostan을 감소시켰을 뿐만 아니라 hsCRP 및 MCP-1 수치도 유의하게 줄어들었다. 이러한 결과는 Chokeberry flavonoid가 허혈성 심장질환에 대한 이차적 예방 목적으로 사용될 수 있음을 시사한다.

키워드 고혈압, 심근경색, in vivo, human

29 아로니아 페놀성 물질의 심혈관성 질환 지표 저하 효과

원제 Aronia berry polyphenol consumption reduces plasma total and low-density lipoprotein cholesterol in former smokers without lowering biomarkers of inflammation and oxidative stress: a randomized controlled trial

게재 Nutr Res. 2017 Jan;37:67-77. doi: 10.1016/j.nutres.2016.12.007

요약 아로니아 폴리페놀을 섭취할 경우 금연자들의 심혈관질환 위험, 염증 및 산화스트레스의 바이오마커들을 감소시킬 것으로 보고, 49명의 건강한 금연자(n=24/위약, n=25/아로니아)를 대상으로 실험했다. 아로니아를 섭취할 경우 위약 대조군에 비해 혈장 총 콜레스테롤이 8%, LDL-C(Low-density lipoprotein cholesterol)가 11% 감소하였고, 말초혈액 단핵세포의 LDL 수용체 단백질 또한 줄었다. 이를 통해 심혈관성 질환 완화에 아로니아추출물이 도움을 주는 것으로 확인되었다.

키워드 항심혈관질환, 항염증, 항산화, 콜레스테롤 감소, in vivo, human

30 아로니아추출물 중 폴리페놀의 심혈관질환 개선 효과

원제 The effects of Aronia melanocarpa juice consumption on the mRNA expression profile in peripheral blood mononuclear cells in subjects at cardiovascular risk

게재 Nutrients. 2020 May 20;12(5):1484

요약 아로니아 주스에 함유된 폴리페놀이 심혈관질환을 개선하는지 확인하기 위해 19명의 임상 연구를 진행했다. 고농도를 섭취한 실험군에서 NF-kB(항암 관련), Apoptosis(세포사멸 관련), Inflammatory(염증 관련) 유전자들의 발현이 큰 폭으로 증가했다. 면역반응과 관련이 있는 TNF, IL-1b, IL-8, OSM, RGS1과 같은 세포 생성 또는 사멸 관련 단백질인 DUSP2의 발현이 증대되는 것을 확인했다. 고농도 아로니아 주스를 장기 복용하면 염증 억제와 면역조절을 통해 심혈관질환을 개선할 수 있다.

키워드 심혈관질환, 말초혈액 단핵구, 폴리페놀, in vivo, human

31 아로니아추출물의 심혈관계 작용, 혈압 감소 활성 효과

원제 Effect of bioactive compounds of Aronia melanocarpa on cardiovascular system in experimental hypertension

게재 Oxid Med Cell Longev. 2017;2017:8156594

요약 아로니아추출물이 심혈관질환에 영향을 주는지 확인하기 위해 동물 실험을 진행했다. 아로니아를 섭취한 실험군은 대조군에 비해 혈압이 21% 감소되었고, 염증발현인자(IL-6, TNF-a)의 생성을 유의하게 억제하였으며, CD(Conjugated diene, 지질과산화 수치)를 정상적으로 낮추었다. 또한 eNOS(endothelial NOS, NO 합성효소) 단백질의 발현을 증가시켜 혈압이 낮아지는 것을 확인했다. 결과적으로 아로니아추출물은 다양한 염증반응을 억제하고 NO의 혈관 확장 작용을 통해 혈압감소 효과를 나타내는 것으로 확인되었다.

키워드 고혈압, 심혈관질환, in vivo, rat

32 아로니아추출물의 인지력 저하 억제 및 고혈압 개선 효과

원제 The effect of long-term Aronia melanocarpa extract supplementation on cognitive performance, mood, and vascular function: A randomized controlled trial in healthy, middle-aged individuals

게재 Nutrients. 2020 Aug 17;12(8):2475

요약 아로니아추출물을 장기 복용했을 때 과체중, 고혈압, 식습관 등으로 발생되는 인지력 감소에 미치는 효과를 확인하기 위해 101명의 실험자(중년, 혈행장애, 과체중 등)를 대상으로 아로니아추출물을 각각 90mg 또는 150mg을 24주간 섭취시킨 후 지표들을 평가했다. 그 결과, 위약 대조군과 비교했을 때 사고 속도 및 유연성, 집중력 등의 기능들이 개선되었고 상완 확장기 혈압 또한 유의하게 감소하는 것을 확인했다.

키워드 고혈압, 장기 복용, 인지력, in vivo, human

33 폴리페놀이 풍부한 아로니아추출물의 심혈관질환 장애 개선 효과

원제 Effects of aronia berry (poly)phenols on vascular function and gut microbiota: a double-blind randomized controlled trial in adult men

게재 Am J Clin Nutr. 2019 Aug 1;110(2):316-329

요약 아로니아추출물이 혈관 내피 기능과 장내미생물 조성을 조절하여 심혈관질환에 긍정적인 효과를 미치는지 확인하는 논문으로, 66명의 건강한 실험자들을 섭취군/대조군으로 나누어 투여했다. 아로니아추출물을 섭취한 실험군의 경우 FMD(Flow-mediated dilation, 내피세포 의존 혈관 확장) 수치가 상당히 증가하였고, 장내균종 중 유익균인 Anaerostipes균을 10.6% 성장시켰다. 따라서 아로니아추출물의 섭취는 심혈관 건강을 유지하고 장내미생물 구성을 조절할 수 있는 것으로 확인되었다.

키워드 고혈압, 심혈관질환, 장내미생물, 폴리페놀, in vivo, human

34 폴리페놀이 풍부한 아로니아 주스의 심혈관질환 개선 효과

원제 Polyphenol-rich Aronia melanocarpa juice consumption affects LINE-1 DNA methylation in peripheral blood leukocytes in dyslipidemia women

게재 Front Nutr. 2021 Jun 17;8:689055

요약 아로니아 열매 주스가 DNA 메틸화를 조절하여 심혈관질환에 미치는 긍정적인 효과를 확인하기 위해 84명의 건강한 사람들을 대상으로 실험했다. 섭취군은 대조군과 비교하여 LINE-1(Long Interspersed Nucleotide Element-1, 혈당과 혈액 내 지질 조성에 영향)의 메틸화 수치를 확인하였고, 그 결과 섭취군의 LINE-1 메틸화 수치가 현저히 감소했다. 이와 더불어 섭취군은 대조군에 비해 체중, 혈압, 혈장 내 지질 농도 등 심혈관질환과 관련된 수치가 현저히 감소했음을 확인했다.

키워드 고혈압, 심혈관질환, DNA 메틸화, in vivo, human

35 아로니아추출물의 안지오텐신 효소 조절로 인한 고혈압 개선 효과

원제 Reduction of blood pressure by aronia berries through inhibition of angiotensin converting enzyme activity in the spontaneously hypertensive rat kidney

게재 Functional foods in health and disease 2017, 7(4), 280-290 (http://doi.org/10.31989/ffhd.v7i4.354)

요약 아로니아 열매가 ACE(Angiotensin Converting Enzyme, 고혈압 유발 효소)의 활성을 억제하는 것을 확인하기 위해 고혈압 유도 쥐 10마리를 대상으로 실험했다. 실험 그룹은 섭취군(5마리, 100g, 47kcal)과 대조군으로 나누었으며 28일간 실험을 진행했다. 섭취군은 대조군에 비하여 몸무게, 혈압이 적은 폭으로 증가하였고, ACE 활성은 65% 감소했다. 이 결과로 아로니아 열매가 ACE를 조절하여 고혈압을 개선하는 데 도움을 주는 것으로 확인되었다.

키워드 항고혈압, 고혈압, 안지오텐신, in vivo, rat

36 블랙초크베리 추출물의 전당뇨 및 고지혈증에 대한 전신적 변화 효과

원제 Ingestion of black chokeberry fruit extracts leads to intestinal and systemic changes in a rat model of prediabetes and hyperlipidemia

게재 Plant Foods Hum Nutr. 2008 Dec;63(4):176-82

요약 아로니아추출물이 산화스트레스, 포도당 불내성, 고지질혈증이 있는 쥐의 장, 혈액, 내부장기에 어떤 영향을 미치는지 확인하는 논문이다. 아로니아추출물은 이러한 쥐에게 Maltase와 Sucrase의 활성을 감소시키고, 소장 점막의 Lactase 활성을 증가시켰으며, 항산화 상태가 개선되었고, 지질과산화 지표(TBARS) 농도가 정상이 되게 했다. 추가적으로, 일부 콜레스테롤 감소 및 뚜렷한 저혈당 작용을 보였다. 이를 통해 아로니아가 대사증후군에서 긍정적 영향을 미치는 것을 확인할 수 있었다.

키워드 전당뇨, 고지혈증, 대사증후군, in vivo, rat

37 당뇨 식이요법의 일환인 아로니아 주스의 효능

원제 Effects of Aronia melanocarpa juice as part of the dietary regimen in patients with diabetes mellitus

게재 Folia Med(Plovdiv). 2002;44(3):20-3

요약 당뇨환자의 혈당치를 측정하여 저칼로리 아로니아 주스가 저혈당 효과가 있는지 시험했다. 질병 기간이 1개월~13년인 인슐린 의존성 당뇨환자 16명, 인슐린 비의존성 당뇨환자 25명에게서 낮은 공복 혈당 농도가 확인되있다. 연속적인 혈당 측정 결과는 기저치 14.23+/-1.32mmol/ℓ, 60분 후 11.4+/-0.89mmol/ℓ로 차이가 통계적으로 유의(P<0.05)했다. 표준 아침식사와 함께 아로니아 주스를 섭취했을 때도 유사한 결과를 관찰할 수 있었다. 이를 통해 아로니아 주스가 잠재적으로 저혈당 효과가 있음을 확인했다.

키워드 고혈당, 저혈당, in vivo, human

38 아로니아추출물의 2형 당뇨에 대한 활성 효과

원제 Beneficial effects of Aronia melanocarpa berry extract on hepatic insulin resistance in type 2 diabetes mellitus rats

게재 J Food Sci. 2020 Apr;85(4):1307-1318

요약 아로니아추출물이 인슐린 저항성을 감소시켜 나타나는 제2형 당뇨병의 활성을 확인하기 위해 실험했다. 제2형 당뇨가 유발된 쥐에게 아로니아추출물을 투여했더니 혈당수치가 서서히 감소했고, 추가적으로 간 내 Triglyceride(TG), Total cholesterol(TC), Free fatty acid(FFA)의 수치를 농도 의존적으로 낮추었다. 따라서 아로니아추출물이 제2형 당뇨로 유발되는 다양한 지표들을 효과적으로 감소시키는 것을 확인했다.

키워드 당뇨, 2형 당뇨, 인슐린 저항성, in vivo, rat

39 아로니아추출물 속 C3G의 선택적 항당뇨 활성 효과

원제 Reduction of blood glucose and HbA1c levels by cyanidin 3, 5-diglucoside in KKAy Mice

게재 Journal of functional foods 2019, 58, 21-26

요약 아로니아추출물이 당화혈색소를 억제하여 나타나는 항당뇨 활성을 확인하기 위해 15마리의 쥐를 대상으로 대조군, 섭취군, Cyanidin 3.5-diglucoside(아로니아 포함물질) 섭취군으로 나누어 실험했다. 섭취군에서 혈당 감소를 막는 물질이 각각 2.8배, 1.4배 줄어들었고, 혈당수치와 당화혈색소의 수치가 유의하게 감소했다. 이러한 결과를 통해 아로니아추출물이 혈당을 조절하는 데 효과가 있음을 확인했다.

키워드 항당뇨, 안토시아닌, in vivo, mouse

40 아로니아추출물의 1형 당뇨 개선 효과

원제 The effect of aronia berry on type 1 diabetes in vivo and in vitro

게재 J Med Food. 2018 Mar;21(3):244-253

요약 제1형 당뇨에 아로니아추출물이 유의한 활성을 나타내는지 확인하기 위해 저용량 및 고용량으로 섭취군을 나누어 31일간 실험을 진행했다. 아로니아 섭취군은 미섭취군과 비교하여 혈당 수치가 감소하였고, 고용량 투여 시 정상대조군과 비슷한 수치를 보였다. 또한 혈장 내의 AST/ALT, TG, LDL수치가 감소되었고 HDL은 크게 증가했다. 이 결과로, 아로니아추출물이 혈당과 인슐린 수치 조절, 지질 수치를 조절하여 당뇨를 개선하는 데 도움을 주는 것으로 확인되었다.

키워드 항당뇨, 1형 당뇨, 인슐린, in vivo, mouse

41 바이오아론 시럽의 소아 상기도 감염 치료 및 재발 방지 효과

원제 Clinical evaluation of the efficacy and safety of Bioaron C® in children with recurrent bacterial and viral infections of the upper respiratory tract

게재 Planta Med 2007, 73(9), 34

요약 바이오아론(Bioaron C®) 시럽은 알로에 잎 추출물, 아로니아, 비타민 C를 포함하고 있다. 생쥐 대상으로 시럽의 약리 연구 결과 B세포 및 T세포 반응을 촉진하는 효과가 있다는 것에 기반하여, 재발성 상기도 감염 소아 60명을 대상으로 약제 기능을 검토했다. 그 결과, 투여 후 6개월 이내에 질병 기간이 크게 감소하였고, T세포 면역검사에서 상대적 T Cell(CD3+, CD4+, CD8+)과 총 세포수가 증가했다. 이로써 안토시아닌이 포함된 시럽이 상기도 감염에 긍정적인 효과가 있다는 것을 확인했다.

키워드 세균, 바이러스, 상기도, in vivo, human

42 아로니아추출물 중 안토시아닌의 미세먼지로 인한 폐렴 억제 효과

원제 Cyanidin-3-galactoside from Aronia melanocarpa ameliorates PM10 induced pulmonary injury by modulating M1/M2 macrophage polarization and NRF2/Sirt1 MAPK signaling

게재 Journal of functional foods 2021, 78,104363

요약 아로니아추출물인 안토시아닌이 미세먼지로 발생한 폐렴에 유의한 활성을 나타내는지 확인하는 논문이다. 미세먼지로 유도된 폐렴 쥐에 아로니아를 구강 투여했더니 대조군에 비해 조직 내 염증발현인자(IL-1b, IL-6, IL-12, TNF-a)의 mRNA 수치와 iNOS(염증발현효소)의 발현을 농도 의존적으로 감소시켰다. 또한 염증억제효소인 Arg-1 단백질 발현을 증가시키고 ROS 수치는 감소했다. 이 결과로 항폐렴에 아로니아가 효과 있다는 것을 확인했다.

키워드 폐렴, 항염증, 대기 미립자, 안토시아닌, in vivo, mouse

43

급성 위출혈에 대한 아로니아추출물의 위장 보호 효과

원제

Gastroprotective effect of red pigments in black chokeberry fruit on acute gastric hemorrhagic lesions in rats

게재

J Agric Food Chem. 2004 Apr 21;52(8):2226-9

요약

DPPH 안정 라디칼과 에탄올 유발 위 손상 쥐를 이용하여 아로니아 추출물의 항산화 활성을 조사했다. 아로니아추출물은 대조군에 비해 DPPH 라디칼을 44% 제거했으며 점막 보호 효과가 있었는데 위 점막 부위를 감소시켰다. 추가로 용량이 증가했을 때 효과를 확인했다. 이때 아로니아는 유의하게 점막을 보호하는 효과를 보였으며, 30mg/kg 투여 시 에탄올 유발 위점막 손상을 약 50% 감소시켰다. 이를 통해 아로니아추출물이 위점막 보호에 효과가 있음을 확인했다.

키워드

위출혈, in vivo, rat

44 안토시아닌의 항위경련 활성 효과

원제

Antispasmodic effects of black chokeberry(Aronia melanocarpa (Michx.) Elliott) extracts and juice and their potential use in gastrointestinal disorders

게재

Journal of berry research 2020 10(2), 175-192. pub 2020 June 01

요약

아세틸콜린과 염화칼슘으로 유도한 쥐 회장 수축 억제 능력 평가에서 농도 의존적으로 아로니아추출물과 주스 모두 유의한 근 수축 억제 수치를 나타냈다. 이러한 활성을 나타내는 주성분을 확인하기 위하여 동일한 실험을 Cyanidin 3-O-β-galactoside로 단독 진행했다. 그 결과, 양성대조군인 Papaverine(진경제)과 비슷한 정도의 활성을 확인했다.

키워드 항위경련, 내장근 이완, in vivo, mouse

45 아로니아추출물의 항산화 작용으로 인한 위장 보호 활성 효과

원제 Aronia melanocarpa(Black Chokeberry) reduces ethanol-induced gastric damage via regulation of HSP-70, NF-κB, and MCP-1 signaling

게재 Int J Mol Sci. 2017 Jun 5;18(6):1195

요약 에탄올로 위궤양을 유도한 쥐에 아로니아 에탄올 추출물을 농도별로 섭취시켰다. 그 결과, 아로니아 에탄올 추출물은 200mg/kg 농도 섭취군에서 양성대조군인 Omeprazole(위장약) 처리군과 비슷한 수준으로 염증발현요인인 MDA, MPO, tumor TNF-α, NF-κB p65와 MCP-1을 억제했다. 또한 염증조절인자인 IL-4, HSP-70, NO와 PGE2의 발현이 많아지게 했으며, 항산화 활성을 증가시키는 요인인 SOD, CAT, GSH-px를 늘렸다.

키워드 위장 보호, 항산화, in vivo, rat

46 아로니아추출물 중 안토시아닌의 간 섬유화에 대한 활성 효과

원제 The effects and mechanism of Aronia melanocarpa Elliot anthocyanins on hepatic fibrosis

게재 Journal of functional foods 2020, 68, 103897. Epub 2020 Mar 16

요약 사염화탄소(CCI4)로 유도된 간 손상에 대한 안토시아닌의 항섬유화 효과를 확인하기 위해 50마리의 쥐를 대조군과 4개의 실험 그룹으로 나누어 진행했다. 8주 후 AST, ALT, ALP, TSB, TP, ALB 같은 간과 관련된 생화학적 매개변수와 산화스트레스 매개변수인 SOD, GSH, 그리고 염증의 징후인 TNF-a, IL-1, IL-6, COX-2의 수치를 확인했다. 그 결과 안토시아닌이 CCI4로 유도된 간 손상을 개선했다는 것을 보여주었다.

키워드 간 섬유화, 만성 간질환, 안토시아닌, in vivo, mouse

47 급성 간 손상에 대한 천연 아로니아 주스의 간 보호 효과

원제 Hepatoprotective effect of the natural fruit juice from Aronia melanocarpa on carbon tetrachloride-induced acute damage in rats

게재 Exp Toxicol Pathol. 2004 Dec;56(3):195-201

요약 사염화탄소(CCI4)에 급성 노출된 쥐에서 간의 괴사, 지방 변화, 풍선 변성 및 중심 정맥 주변 림프구의 염증 침투와 같은 조직병리학적 변화가 발생했다. 또한 AST, ALT 활성을 증가시키고 지질과산화를 유도했으며 GSH의 감소를 유발했다. 하지만 천연 아로니아 주스가 용량 의존적으로 쥐 간의 괴사 변화를 감소시키고, CCI4에 의해 유도된 혈장 AST와 ALT의 활성 증가를 억제했다. 또한 지질과산화의 유도를 감소시키고 GSH 수치 감소를 방지했다.

키워드 사염화탄소 유발 급성 간 손상 쥐에서 천연 아로니아 주스의 간 보호 효과, in vivo, rat

48 아로니아추출물의 지방 축적으로 인해 저하된 간 기능 개선 효과

원제 Aronia melanocarpa extract ameliorates hepatic lipid metabolism through PPARɣ2 downregulation

게재 PLoS One. 2017 Jan 12;12(1):e0169685

요약 고지방 식단(HFD)을 먹인 C57BL/6N 마우스 또는 유리 지방산(FFA)을 처리한 FL83B 세포에 아로니아 멜라노카르파를 투여했다. 쥐에서 아로니아는 체중과 간의 무게, 지질 축적, 지방산 합성효소, 간 트리글리세리드 및 렙틴과 같은 생화학적 마커의 수준을 현저하게 감소시켰다. 또한 FL83B 세포에서는 FFA 유도 지질 방울 축적을 유의하게 감소시키고, 생체 내에서 지방원성 전사인자인 PPARγ2의 단백질 합성을 억제했다.

키워드 지방간, 비알코올성지방간, 간 기능 개선, in vivo, mouse

49 알코올로 인한 간 손상 억제 활성 효과

원제 Aronia melanocarpa prevents alcohol-induced chronic liver injury via regulation of Nrf2 signaling in C57BL/6 mice

게재 Oxid Med Cell Longev. 2020 Jan 8;2020:4054520

요약 쥐에게 6개월 동안 점진적으로 알코올을 섭취시켜 알코올성 간 손상을 유발했다. 이 쥐에게 아로니아 멜라노카르파를 투여했다. 그 결과, 체중 증가 및 장기 지수의 변화가 완화되었다. 또한 ALT/AST의 비율과 지질과산화, 산화 관련 인자 수준도 감소했다. 이 외에도 항산화 활성을 향상시키고 염증성 사이토카인 수준을 조절해 잠재적인 간 보호 효과를 산출했다.

키워드 간 손상, 알코올성 간질환, 항염증, 항산화, in vivo, mouse

50 아로니아추출물 속 폴리페놀의 장내미생물 조정 개선 및 간질환 예방 효과

원제 Gut microbiota modulation by polyphenols from Aronia melanocarpa of LPS-induced liver diseases in rats

게재 J Agric Food Chem. 2021 Mar 24;69(11):3312-3325

요약 장내미생물 구성 비율이 무너지면서 LPS를 다량 합성하고 염증을 발생시켜 결국 간질환을 일으키게 된다는 기전이 밝혀졌다. 아로니아에서 추출한 폴리페놀을 처리 후 장내미생물군의 조성이 조절되었다. 혈청 내 LPS를 감소시키기 위해 장상피세포 융합막 단백질의 발현을 증가시킴으로써 장내 장벽 기능을 촉진했다. 또한 염증인자인 IL-6, IL-1β, TNF-α와 관련된 mRNA의 발현 수준이 감소했다.

키워드 간질환, 장내미생물, LPS, in vivo, rat

51 아로니아추출물의 췌장염 발생 억제 효과

원제 The influence of Aronia melanocarpa in experimental pancreatitis

게재 Pol Merkur Lekarski. 2000 Jun;8(48):395-8

요약 PAF 및 Cerulein을 쥐 복강 내로 주사하기 전에 아로니아추출물을 투여했을 때 췌장의 부종, 지질과산화 작용, 아데노신 디아미네이즈의 활성을 감소시켰다. 이러한 결과는 실험적으로 유발한 급성 췌장염 개선에 긍정적인 효과가 있었다.

키워드 in vivo, rat

52 아로니아추출물 중 폴리페놀의 만성 궤양성 대장염에 대한 활성 효과

원제

Aronia berry extract ameliorates the severity of dextran sodium sulfate-induced ulcerative colitis in mice

게재

J Med Food. 2017 Jul;20(7):667-675

요약

DSS를 투여하여 궤양성 대장염을 유도한 쥐에 아로니아추출물을 10일간 경구 투여했다. 궤양성 대장염을 유도한 쥐는 결장상피세포와 면역세포에서 NF-kB가 증가하였고, 이는 염증성 사이토카인의 수치를 끌어올렸다. 궤양성 대장염이 유도된 쥐에 아로니아추출물을 투여한 결과, 질병으로 인한 비정상적인 체중 감소 및 결장 길이 감소 억제 활성이 나타났다. 그뿐만 아니라 In vitro상 다양한 염증 발현 요인들(Nitric oxide, Interleukin-6, Tumor necrosis factor-α)이 감소하는 효과가 있었다.

키워드

항궤양성 대장염, 대장염증, 만성염증, in vivo, mouse

53 아로니아추출물의 산화스트레스로 인한 대장염 억제 효과

원제 Aronia berry supplementation mitigates inflammation in T cell transfer-induced colitis by decreasing oxidative stress

게재 Nutrients. 2019 Jun 12;11(6):1316

요약 대장염을 유도한 쥐에게 5주간 아로니아추출물을 섭취하게 했다. 그 결과, 결장 무게 및 길이, TNF-α의 mRNA 발현, 결장 내 IFN-γ의 수치가 감소했다. 또한 비장, 간, 폐에서 전신 염증을 억제했다. 아로니아 베리는 항산화 효소의 발현을 조절했다.

키워드 항염증, 염증성 장질환, 산화스트레스 감소, in vivo, mouse

54 아로니아 주스 항염증 활성의 손상된 대장에 대한 회복 효과

원제 Aronia melanocarpa fruit juice ameliorates the symptoms of inflammatory bowel disease in TNBS-induced colitis in rats

게재 Food Chem Toxicol. 2018 Mar;113:33-39

요약 만성 염증성 장질환이 유발된 쥐에 아로니아 열매 주스를 섭취시켰다(실험군). 궤양성 대장염 치료제를 섭취시킨 쥐(대조군)와 비교했을 때 농도 의존적으로 결장의 무게가 유사하게 줄어들었고, 괴사 부위의 크기가 대조군과 유사하거나 그 이상 감소했다. TNBS의 염증 발현으로 생성되는 TBARS의 결장조직 내 농도 측정에서 모든 농도의 실험군이 대조군보다 더 낮은 수치를 나타냈다.

키워드 대장염, 항염증, in vivo, rat

55 아로니아 과피 중 페놀성 물질의 장출혈성 대장균 감염과 성장에 대한 선택적 억제 효과

원제 Antagonistic effects of phenolic extracts of chokeberry pomace on E. coli O157: H7 but not on probiotic and normal bacterial flora

게재 Journal of Berry Research, 2019, 9(3), 459-472. pub 2019 Aug 28

요약 아로니아 과피 추출물은 장출혈성 대장균주인 EDL-933은 감소시키고, 락토바실러스, 스트렙토코커스 써모필러스, 엔테로코커스 파에칼리스, 바실러스 서브틸리스를 포함한 일반적인 장내 공생 세균류의 성장을 촉진했다. EDL-933가 숙주 장 상피세포에 부착하여 침입하는 능력도 크게 감소했다.

키워드 대장균 억제, 유익균 보호, in vitro

56 아로니아추출물 속 안토시아닌의 신장질환 개선 효과

원제 The protective effect of anthocyanins extracted from Aronia melanocarpa berry in renal ischemia-reperfusion injury in mice

게재 Mediators Inflamm. 2021 Jan 22;2021:7372893

요약 급성 신장 허혈·재관류 손상을 유발시킨 쥐를 대상으로 실험했다. 그 결과, 혈청 내 크레아닌 농도와 혈중 요소 농도를 측정한 신장 기능 평가와 다양한 염증발현인자 수치 측정에서 모두 아로니아추출물이 위 수치들을 억제했는데, 특히 C3A 단일 섭취군에서 가장 크게 억제된 것으로 나타났다. 지질과산화물 농도 측정을 위해 진행한 MDA, TBARS의 수치 측정에서도 마찬가지였다. 또한 산화스트레스를 감소시키는 요인인 SDO, CAT, GSH-px 활성도 측정에서는 안토시아닌 복합추출물 섭취군이 가장 좋은 활성도를 보였고, 그다음으로 C3A 단일 섭취군이 좋은 활성을 나타냈다.

키워드 신장질환, 허혈·재관류 손상, 안토시아닌, in vivo, mouse

57

아로니아추출물의 부신피질 손상 회복 활성 효과

원제 Aronia melanocarpa Ameliorates adrenal cytoarchitecture against the hexavalent chromium-induced injury

게재 Biol Trace Elem Res. 2021 Aug;199(8):2936-2944

요약 6가 크롬 수용액을 3개월간 섭취하여 부신피질 손상을 일으킨 쥐에게 아로니아추출물을 1개월간 섭취하게 했다. 아로니아추출물을 섭취한 실험군은 대조군에 비해 Bax단백질(외부 스트레스 신호 발생 시 외막으로 이동하여 세포사멸 유도)의 발현을 감소시켰고, Bax단백질의 활성을 억제(길항작용)하는 Bcl2단백질의 발현을 증가시켰다.

키워드 부신피질 보호, 중금속, 세포손상, in vivo, rat

58 아로니아추출물의 혈액투석으로 인한 산화에 대한 항산화 효과

원제 Standardized Aronia melanocarpa extract regulates redox status in patients receiving

게재 Clinical Trial Mol Cell Biochem 2021 Nov;476(11):4167-4175

요약 만성 신장질환을 겪으며 혈액투석을 진행하는 환자에게 매일 30㎖씩 아로니아추출물을 30일간 섭취하게 하고 혈액 샘플을 채취했다. 섭취 전과 비교하여 과산화물 또는 그 전구체가 되는 O_2-, NO_2-의 수치가 현저히 감소했다. 또한 항산화 활성을 증가시키는 요인인 Superoxide dismutase(SOD), Catalase(CAT), Glutathione peroxidase(GSH)가 증가했다.

키워드 항산화, 투석, 신장질환, in vivo, human

59 아로니아추출물의 대사증후군 개선 효과

원제 Standardized Aronia melanocarpa extract as novel supplement against metabolic syndrome: a rat model

게재 Int J Mol Sci. 2018 Dec 20;20(1):6

요약 고지방식이로 대사증후군을 유도한 쥐를 대상으로 실험을 진행했다. 4주간 아로니아추출물을 섭취하였을 때 대조군과 비교하여 BMI 수치와 혈압이 상대적으로 감소했다. 또한 심장 기능을 끌어올렸으며, 대사증후군으로 생성된 간 내 지방의 크기를 현저히 감소시켰다. 추가로, 혈당량이 1.2배 감소하는 것으로 확인되었다.

키워드 대사증후군, 심장 기능, 간질환, in vivo, rat

60 아로니아추출물의 콜레스테롤 수치 완화 효과

원제 Changes in cholinesterase activity in blood of adolescent with metabolic syndrome after supplementation with extract from Aronia melanocarpa

게재 Clinical Trial Biomed Res Int. 2018 Mar 26;2018:5670145

요약 대사증후군을 앓고 있는 환자에게 매일 3회, 1회당 100mg의 아로니아추출물을 섭취하게 했다. 그 결과, 대조군과 비교하여 중성지질 수치 12%, 총 콜레스테롤 수치 4%, 저밀도 지단백 수치 5%, 고밀도 지단백 수치 3%가 감소했다. 또한 적혈구막의 지질과산화 수치는 실험 전과 비교해 25% 줄어들었다.

키워드 대사증후군, 콜레스테롤, 항산화, in human

61 아로니아추출물의 혈장 내 지질수치 조절을 통한 대사증후군 개선 효과

원제 Effects of different dietary regimes alone or in combination with standardized Aronia melanocarpa extract supplementation on lipid and fatty acids profiles in rats

게재 Mol Cell Biochem. 2019 Nov;461(1-2):141-150

요약 당뇨가 유발된 쥐에 고지방식이만 진행한 대조군과 고지방식이와 아로니아추출물을 같이 섭취한 실험군으로 나누어 4주간 실험을 진행했다. 그 결과, 대조군과 비교하여 아로니아추출물을 같이 섭취한 실험군에서 총콜레스테롤, 중성지질, 저밀도 지단백 수치가 감소하였고, 고밀도 지단백 수치는 증가하는 것으로 확인되었다.

키워드 대사증후군, 식습관, 지방, in vivo, rat

62 아로니아추출물의 혈압, 혈당, 혈중지질농도 등 감소 효과

원제 Black chokeberry Aronia melanocarpa extract reduces blood pressure, glycemia and lipid profile in patients with metabolic syndrome: a prospective controlled trial

게재 Clinical Trial Mol Cell Biochem. 2021 Jul;476(7):2663-2673

요약 대사증후군을 앓고 있는 환자에게 4주간 아로니아추출물을 섭취하게 했다. 그 결과, 혈압이 낮아졌다. 혈중 지질농도는 실험 시작 후 첫 2주간은 오히려 증가되었지만 2주 뒤 총콜레스테롤, 중성지질, 저밀도 지단백은 유의하게 감소하였고, 고밀도 지단백은 유의한 변화를 보이지 않았다.

키워드 대사증후군, 고혈압, 혈당, 지질, in vivo, human

63 아로니아추출물의 항산화 활성을 통한 면역기능 향상 효능

원제 Radical scavenging actions and immunomodulatory activity of Aronia melanocarpa propylene glycol extracts

게재 Plants(Basel). 2021 Nov 15;10(11):2458

요약 면역반응을 인위적으로 억제시킨 수컷 쥐를 대상으로 아로니아 열매 건조물을 50mg/kg 섭취하게 했다. 그 결과, 림프구, 단핵구, 과립구의 수치가 정상 범위 내로 감소하는 것을 확인했다. 또한 식세포의 활성도 증가와 사이토카인 생성이 정상 수준으로 회복되었다.

키워드 면역증강, 항산화, 면역, in vivo, rat

64 아로니아 주스의 DNA 보호 및 손상된 DNA 교정 효과

원제 DNA protection by an aronia juice-based food supplement

게재 Antioxidants(Basel). 2021 May 27;10(6):857

요약 아로니아추출물 기반 보충제를 먹은 실험군과 그렇지 않은 대조군으로 나누어 실험을 진행했다. 그 결과, 실험군은 DNA 손상도가 실험 4주차부터 급격히 감소되었고, 8주차까지 계속 줄어들었다. 아로니아에 포함된 안토시아닌은 산화스트레스로 인한 DNA 손상 방지 및 노화 억제 기능이 있는 것으로 밝혀졌다.

키워드 DNA 보호, DNA 손상 방지, 항산화, in vivo, human

65 아로니아추출물의 염증반응 완화를 통한 면역기능 상승 효과

원제 Chokeberry(Aronia melanocarpa) fruit extract modulates immune response in vivo and in vitro

게재 Journal of functional foods 2020, 66, 103836

요약 건강한 쥐와 당뇨를 유발한 쥐에게 아로니아추출물을 매일 200mg/kg 또는 50mg/kg을 10일간 섭취하게 했다. 그 결과, 아로니아를 섭취한 쥐에서 항염증 수치가 최대 2배 정도 증가했다. 추가적으로 아로니아추출물은 In vitro 실험에서 NO(Nitric oxide, 염증요인) 생성을 억제했다.

키워드 면역, 면역강화, 항염증, in vivo, mouse

66 아로니아추출물의 면역조절 작용을 통한 리스테리아증 개선 효과

원제 Immunomodulatory activity and protective effects of chokeberry fruit extract on Listeria monocytogenes infection in mice

게재 Food Funct. 2020 Sep 23;11(9):7793-7803

요약 쥐에게 아로니아추출물을 7일간 50mg/kg 섭취하게 하고 8일 차에 Listeria monocytogenes균에 감염시켰다. 그 결과, 항염 관련 지표에 유의한 변화를 보였으며, 대식세포들과 항원 항체 반응을 직접적으로 돕는 단백질인 CD8+의 발현을 유도했다. 하지만 간접적으로 항원 항체 반응을 돕는 CD4+ 수치는 증가하지 않았다.

키워드 리스테리아증, 면역조절, Listeria monocytogenes, in vivo, mouse

67 아로니아추출물의 납중독에 의한 산화스트레스 감소 효능

원제 The effect of anthocyanins from Aronii melanocarpa and acetylcysteine on selected after-effects of lead acetate poisoning

게재 Pol Merkur Lekarski. 2002 Mar;12(69):221-3

요약 아세트산 납에 중독된 쥐에게서 아로니아추출물의 영향을 조사했다. 아로니아추출물을 투여한 후 혈청 비포화지방산의 과산화작용 및 Carbonyl이 감소했다. 동시에, 소변에서 8-hydroxy-2-deoxyguanosine의 농도가 유의하게 감소했음을 발견했다.

키워드 납중독, in vivo, rat

68 아로니아 주스의 체내 카드뮴 축적 감소 효능

원제 Effect of anthocyanins on selected biochemical parameters in rats exposed to cadmium

게재 Acta Biochim Pol. 2003;50(2):543-8

요약 실험 동물에게 염화카드뮴과 안토시아닌을 함께 투여했다. 염화카드뮴을 단독으로 투여한 동물에 비해 Aspartate aminotransferase(AST), Alanine aminotransferase(ALT) 활성, 혈청 빌리루빈 및 요소 농도, 간과 신장의 카드뮴 축적이 유의하게 감소했다.

키워드 카드뮴, 중독, in vivo, rat

69 아로니아추출물의 중금속 오염으로 인한 간 독성 개선 효능

원제 Extract from Aronia melanocarpa L. berries prevents cadmium-induced oxidative stress in the liver: A study in a rat model of low-level and moderate lifetime human exposure to this toxic metal

게재 Nutrients. 2018 Dec 21;11(1):21

요약 2년 동안 카드뮴에만 노출시킨 대조군과 아로니아추출물을 함께 섭취하게 한 실험군을 나누어 실험을 진행했다. 그 결과, 아로니아 추출물을 동시에 섭취한 실험군의 항산화 활성을 증가시키는 요인인 Superoxide dismutase(SOD), Catalase(CAT), Glutathione peroxidase(GSH-px), Glutathione reductase(GR) 수치가 증가했고, 간과 혈장 내에서의 AST/ALT(Aspartate aminotransferase/Alanine aminotransferase, 간손상 시 혈장으로 용출) 수치는 유의하게 감소했다.

키워드 중금속 독성, 중금속, 항산화, 간독성, in vivo, rat

70 아로니아추출물의 자외선으로 인한 피부질환 개선 효과

원제 Topical application of Aronia melanocarpa extract rich in chlorogenic acid and rutin reduces UVB-inducedskin damage via attenuating collagen disruption in Mice

게재 Molecules. 2020 Oct 7;25(19):4577

요약 쥐에게 자외선(UVB)을 매일 10분간 조사(照射)하여 손상된 피부에 1% 아로니아추출물을 도포했다. 그 결과, 대조군과 비교하여 피부 손상 수치가 5배 정도 낮게 나타났다. 표피 두께, 섬유아세포 수치 모두 UVB를 조사하지 않은 양성대조군과 비슷하게 유지되었다. 또한 콜라겐 섬유 밀도 측정에서도 양성대조군과 비슷한 밀도를 유지했다. 추가적으로 콜라겐 분해 효소1과 3의 활성을 억제했다.

키워드 **피부질환, UVB, 클로로겐산, 루틴, in vivo, mouse**

71 아로니아추출물의 체중증가 완화 효과

원제 An extract of chokeberry attenuates weight gain and modulates insulin, adipogenic and inflammatory signaling pathways in epididymal adipose tissue of rats fed a fructose-rich diet

게재 Br J Nutr. 2012 Aug;108(4):581-7

요약 인슐린 저항성을 유발시킨 쥐에게 과당이 풍부한 식이를 먹이고, 100·200mg/kg 두 용량의 아로니아추출물을 섭취한 경우 부고환 지방, 혈당, TAG, 콜레스테롤, LDL-콜레스테롤이 감소했다. 또한 혈장 아디포넥틴 수치가 증가하였고 혈장 TNF-α, IL-6가 억제되었다. Irs2, Pi3k, Glut1, Glut4, Gys1의 mRNA 발현이 증가했고 Gsk3b의 mRNA 수치는 감소했다. 아디포넥틴 단백질 및 유전자발현, PPARG mRNA(과산화지질 증식기 활성 수용체 감마 메신저 리보핵산) 수치가 증가했고 Fabp4(지방산 결합 단백질 4), Fas, Lpl mRNA 수치는 감소했다. 아로니아추출물을 섭취한 쥐의 부고환 지방조직 내 IL-1β, IL-6, TNF-α와 같은 염증성 사이토카인 유전자발현이 감소했고

ZFP36(Zinc finger protein)의 단백질 및 유전자발현은 증가했다. 이러한 결과는 아로니아추출물이 인슐린 신호전달, 지방 생성, 염증 등 다양한 경로를 조절함으로써 인슐린 저항성과 관련된 위험인자를 감소시킴을 시사한다.

키워드 인슐린 신호전달, 지방 생성, 염증, in vivo

72 아로니아추출물의 폴리페놀성 물질의 비만 억제 효과

원제 Chokeberry extract and its active polyphenols suppress adipogenesis in 3T3-L1 adipocytes and modulates fat accumulation and insulin resistance in diet-induced obese Mice

게재 Nutrients. 2018 Nov 12;10(11):1734

요약 아로니아추출물이 지방조직 분화 및 축적 억제와 인슐린 저항성 조절에 유의한 항비만 효과를 확인하고자, 고지방식이로 비만을 유도한 쥐를 8주간 실험을 진행했다. 그 결과, 아로니아추출물은 비만을 일으키는 수치를 완화시켰다. 이 결과를 통해 항비만 의약품을 개발할 경우 아로니아가 좋은 원료임이 입증되었다.

키워드 폴리페놀, 항지방 생성, 식이 유발 비만, 인슐린 저항성, 비만

73 아로니아의 페놀성 물질의 항비만 활성 효과

원제 Antiobesity effect of fermented chokeberry extract in high-fat diet-induced obese mice

게재 J Med Food. 2018 Nov;21(11):1113-1119

요약 아로니아 발효 추출물에 포함된 페놀성 물질의 항비만 활성을 평가하기 위해, 고지방식이로 비만을 유도한 모델 쥐에게 8주간 경구 투여를 했다. 대조군에 비해 지방조직의 무게가 18% 낮게 측정되었다. 혈청지질 수치 또한 낮추는 것으로 확인되었다. 이러한 활성을 나타내는 주성분은 Cyanidin3-O-β-glucoside로, 비만 예방에 사용 가능한 건강기능식품의 효과를 나타냈다.

키워드 항비만, 포도당 대사, 인슐린 저항성, 아로니아, in vivo, mouse

74 안토시아닌이 풍부한 아로니아의 비만 억제 활성 효과

원제 Cyanidin-3-O-galactoside-enriched Aronia melanocarpa extract attenuates weight gain and adipogenic pathways in High-Fat Diet-induced obese C57BL/6 Mice

게재 Nutrients. 2019 May 27;11(5):1190

요약 안토시아닌(C3G)이 풍부한 아로니아가 지방세포 분화의 억제를 통하여 유의한 항비만 효과를 나타내는지 확인하기 위해 고지방식이로 비만을 유도한 쥐를 8주간 실험을 진행했다. 그 결과, 아로니아의 안토시아닌은 비만을 일으키는 여러 요인들을 효과적으로 억제했다. 이 결과를 통해 비만 개선 의약품을 개발할 경우 아로니아가 좋은 원료임을 입증했다.

키워드 비만, 항비만, 안토시아닌, 고지방식으로 인한 비만, in vivo, mouse

맺음말

암세포를 잡는 역할을 하는 NK세포를 증가시키는 후코이단, 그리고 암세포의 전이와 발생을 막는 안토시아닌을 파이-이온 결합해 만들어진 AFNC는 천연물로서 극히 드물게 이중기전을 가진 면역항암제 신약후보물질이다.

해조류에서 추출한 후코이단은 자연면역력을 이용해 암세포를 잡는 NK세포를 증가시켜 암에 대한 간접 사멸 작용을 한다. 아로니아에서 추출한 안토시아닌은 암세포의 전이와 발생을 막아 직접적인 사멸 작용뿐만 아니라 장기간의 동물실험에서 암을 예방하는 백신으로 작용해 암 예방률이 무려 90%에 달하는 것으로 나타났다.

특히 AFNC는 암세포 성장으로 인한 에너지 고갈과 항암 치료과정에서 발생하는 활성산소종(Reactive Oxygen Species, ROS)의 영향으로 발생하는 암피로증후군(Cancer Related Fatigue, CRF)을 극

복할 수 있도록 돕는다. 또한 암의 뿌리라고 할 수 있는 암 줄기세포(Cancer Stem Cell, CSC)의 증식 환경을 억제함으로써 무력화한다. 항암화학요법과 방사선치료 후 암세포가 급속도로 파괴되면서 생겨나는 불균형(저칼슘혈증, 고칼슘혈증, 고인산혈증, 고요산혈증)과 급성 신부전 등을 유발하는 종양용해증후군(Tumor Lysis Syndrome)을 초래할 가능성도 없다.

이 책에는 세포실험과 동물실험, 인체실험을 통해 검증된 AFNC 및 그 구성성분인 후코이단과 안토시아닌의 항암효과와 관련 논문들, 다양한 암환자들의 복용사례를 정리해 수록했다. 현장에서 많은 사례들을 정리해준 회원 약사님들과 자료를 정리해준 대전 바이오연구팀의 지원 덕분에 이 책이 완성될 수 있었다. 책을 편집해준 리더북스 이기준 대표님과 직원 여러분들의 도움에도 감사를 전한다.

홍인장생(弘人長生)의 정신으로 널리 사람들의 삶을 연장하는 역할을 하기 위해 최선을 다해왔다. 이 책의 내용이 많은 환자와 가족들에게 실제적인 도움이 되길 바란다.

의학박사·약사 장봉근